IIIᴱ CONGRÈS NATIONAL

D'ASSISTANCE PUBLIQUE ET DE BIENFAISANCE PRIVÉE

BORDEAUX : 1ᵉʳ AU 7 JUIN 1903.

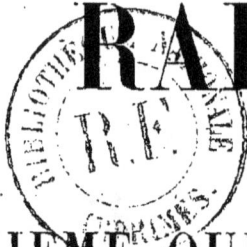

RAPPORT

SUR LA

DEUXIÈME QUESTION DU CONGRÈS

ASSISTANCE ET ÉDUCATION DES ENFANTS ANORMAUX :
ARRIÉRÉS, BÈGUES, SOURDS-MUETS, AVEUGLES, ÉPILEPTIQUES
ET AUTRES

Épileptiques

PAR M. LE Dʳ GEORGES VERNET

MÉDECIN ADJOINT DES ASILES PUBLICS D'ALIÉNÉS

BORDEAUX

IMPRIMERIE G. GOUNOUILHOU

9-11, RUE GUIRAUDE, 9-11

—

1903

IIIᴱ CONGRÈS NATIONAL

D'ASSISTANCE PUBLIQUE ET DE BIENFAISANCE PRIVÉE

BORDEAUX : 1ᵉʳ AU 7 JUIN 1903.

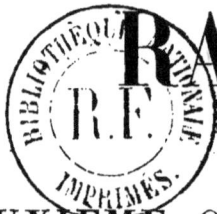

RAPPORT

SUR LA

DEUXIÈME QUESTION DU CONGRÈS

ASSISTANCE ET ÉDUCATION DES ENFANTS ANORMAUX :
ARRIÉRÉS, BÈGUES, SOURDS-MUETS, AVEUGLES, ÉPILEPTIQUES
ET AUTRES

Épileptiques

PAR M. LE Dʳ GEORGES VERNET

MÉDECIN ADJOINT DES ASILES PUBLICS D'ALIÉNÉS

BORDEAUX

IMPRIMERIE G. GOUNOUILHOU

9-11, RUE GUIRAUDE, 9-11

—

1903

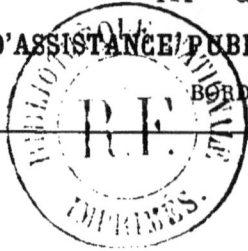

RAPPORT SUR LA DEUXIÈME QUESTION

Assistance et Éducation des Enfants anormaux

ÉPILEPTIQUES [1]

Par M. le Dʳ Georges VERNET,

Médecin adjoint des Asiles publics d'aliénés.

Au mois de septembre 1878, un journal de province, *Le Lyon médical*, donnait, sous la signature du Dʳ Lacour, une série d'articles traitant « de l'état actuel de l'assistance des épileptiques indigents et de la nécessité de les hospitaliser ». Quelques semaines plus tard, à propos de cette publication, s'ouvrait, devant la Société médico-psychologique de Paris, une discussion qui devait se prolonger cinq séances et mettre aux prises les hommes alors les plus compétents en la matière : Legrand

---

[1] En ce qui concerne les jeunes épileptiques, « assistance » et « éducation » sont deux points de vue d'importance très inégale : la question « assistance » est primordiale, le côté « éducation » très secondaire.

D'ailleurs, au regard de l'assistance, les enfants épileptiques se différencient nettement des autres catégories d'anormaux; leur sort est intimement lié à celui des épileptiques adultes et leur étude constitue, peut-on dire, un cas particulier, impossible à distraire du problème général de l'assistance des épileptiques.

Sous le rapport « éducation », au contraire, les jeunes épileptiques, ou bien ne

du Saulle, Delasiauve, Lunier, Jules Falret, Baillarger. C'est par le travail de M. Lacour, c'est par les débats dont il fut l'origine, que, pour la première fois en France, fut posée devant l'opinion, avec netteté, ampleur et autorité, la question toujours ouverte de l'assistance des épileptiques.

Depuis lors, et de toute part, les travaux se sont multipliés, — mémoires originaux, revues générales, rapports à divers Congrès, — et la masse est à ce jour imposante des matériaux et des documents qu'il faudrait mettre en œuvre pour produire de la question un exposé méthodique et complet. Aussi bien notre tâche est-elle autre et notre but plus modeste. De cet ensemble de recherches la critique a dégagé quelques données et quelques résultats qu'il est permis de croire définitifs : nous les enregistrerons brièvement, sans fournir à nouveau des démonstrations déjà faites. Par contre, il est des points litigieux sur lesquels s'éternise la controverse, des points restés obscurs faute d'informations suffisantes, les uns et les autres également susceptibles de tirer profit de l'étude ou d'être soumis utilement à l'appréciation du Congrès : nous nous attacherons, à leur propos, à rappeler toutes les notions essentielles, point de départ nécessaire d'une discussion capable de marquer dans la question un progrès.

La même division, simple et naturelle, du sujet, s'est imposée à quiconque a voulu traiter dans son ensemble la question de l'assistance des épileptiques : tous les auteurs se sont préoccupés successivement de rechercher *pourquoi* les épileptiques doivent être assistés, *comment* ils doivent l'être, *dans quelle mesure* ils le sont. Nous n'aurions aucune raison, pour l'exposé qui va suivre, de déroger à un usage désormais établi.

prêtent pas à remarques spéciales, ou bien s'identifient complètement avec d'autres groupes de dégénérés ou d'arriérés (idiots, imbéciles, etc.).

Guidé par ces considérations, nous traiterons de la façon suivante la question à rapporter : laissant totalement de côté le point de vue pédagogique, développé ailleurs avec toute la compétence désirable, nous étudierons uniquement la question d'assistance, mais nous l'étudierons dans son ensemble, en insistant plus spécialement sur le cas particulier des enfants.

I

NÉCESSITÉ DE L'ASSISTANCE

Pour le sourd-muet, pour l'aveugle, la preuve n'est pas à faire de l'utilité d'une intervention protectrice de la société : l'infortune se présente avec de tels caractères de continuité et d'évidence qu'elle s'impose au moins prévenu. Il en va différemment de l'épileptique : en dehors de milieux tout particulièrement informés, partant très restreints, la situation vraiment singulière des comitiaux reste insoupçonnée ou méconnue; la nécessité pour eux d'une assistance spéciale n'apparaît pas évidente; elle veut qu'on la démontre, et nous devons ici, dès le principe, la mettre hors de conteste.

L'épilepsie — on l'a dit récemment avec autorité [1] — est restée, malgré des siècles d'observation et de travaux, « la véritable énigme de la pathologie ». On a discuté interminablement et l'on diffère encore d'avis sur sa cause, sur sa nature, sur son siège, sur ses limites. Les uns, artificiellement peut-être, isolent un type anatomo-clinique parfaitement net, toujours identique et conforme à lui-même, qu'ils considèrent comme une entité morbide essentielle, — l'épilepsie vraie, — autour de laquelle ils groupent une série d'états analogues, qu'ils dénomment simplement épileptiformes. Pour les autres, — et c'est, à l'heure actuelle, l'opinion le plus en faveur, — pareille distinction ne peut qu'être factice et mal fondée : l'épilepsie n'est pas une, il y a des épilepsies, et rien jusqu'à ce jour n'autorise à réserver à l'une d'elles une valeur nosologique prépondérante.

Devons-nous attacher ici quelque importance à ces discussions doctrinales? Et faut-il demander à la pathologie de nous fournir le critérium certain du droit de l'épileptique à l'assistance? Tel ne saurait être notre avis; nous ne croyons pas, du point de vue de l'assistance, avoir à connaître et à nous préoccuper de ces querelles d'école. Ce qui nous importe ici, ce n'est pas de savoir quelle étiquette exacte l'on doit apposer sur le cas de tel ou tel

[1] Ritti, *Cinquantenaire de la Société médico-psychologique*, 1902.

individu soi-disant épileptique, c'est exclusivement de rechercher quelle est la répercussion sur son existence et sur sa vie sociale des phénomènes morbides, épileptiques ou épileptiformes, qu'il paraît présenter. L'épilepsie au point de vue social l'épileptique dans ses rapports avec le milieu normal, ses gestes, ses réactions, tel est l'objet, bien limité, bien spécial d'une étude d'assistance.

Or, à ce point de vue, des distinctions s'imposent et des catégories se créent qui ne correspondent pas toujours exactement aux classifications des nosographes.

Un premier groupe se détache : il est constitué, pourrait-on dire, par les *privilégiés*. Voici un enfant que la névrose n'a fait qu'effleurer : dans tout le cours de son existence il aura à peine quelques accès, voire des vertiges, de simples absences, et il conservera, sa vie durant, l'intégrité parfaite de ses facultés intellectuelles. Sans difficultés il pourra vivre de la vie commune, s'initier aux travaux les plus complexes, tenir, plus tard, son rang dans le monde aussi bien que quiconque, sinon avec avantage et distinction.

Cet autre, au contraire, — et la catégorie dont il relève est sans doute plus nombreuse, — profondément stigmatisé, épuisé par d'incessantes attaques, versera tôt ou tard dans la démence, si, frappé dès le berceau, il ne végète dans l'idiotie. En butte à la répulsion générale, ce malheureux se trouve, sans conteste, dans l'incapacité absolue de pourvoir aux besoins les plus élémentaires de la vie.

Troisième type, rare à la vérité chez l'enfant : l'épileptique délirant. Un mot seulement pour le caractériser : quelle que soit la modalité clinique qu'il présente, l'épileptique en cet état est, avant tout, un aliéné; c'est en aliéné qu'il agit, c'est comme tel qu'il sera traité.

Mais, le départ fait de ces cas, si simples au regard de l'assistance qu'il suffit de les mentionner, reste le vaste groupe des épileptiques qui ne sont ni idiots, ni parfaitement sains d'esprit, ni vraiment aliénés et qu'on a appelés indifféremment épileptiques convulsifs, épileptiques ordinaires. C'est à leur propos que des divergences se sont manifestées et que l'opportunité de l'assistance a été par certains révoquée en doute. Il y a là, cependant, à notre sens, une situation de fait qui n'est pas niable et qu'il doit suffire de mettre en évidence pour entraîner la conviction. Nous le ferons avec quelque détail.

On peut grouper sous deux chefs, pour la clarté de l'exposi
tion, les raisons qui militent en faveur de l'assistance de l'épileptique simple : raisons intrinsèques inhérentes à l'individu
lui-même; raisons extrinsèques, tirées de l'intérêt général de
la société. Les premières nous paraissent trouver leurs formules
dans les quelques propositions suivantes :

1° *L'épileptique convulsif, de par ses seules crises, encourt de graves et sérieux dangers.*

Cela n'a pas lieu de surprendre qui sait avec quelle fou-
droyante brusquerie éclate le plus souvent la crise et qu'elle
s'accompagne d'une anesthésie totale, d'une perte de connaissance complète, de la disparition absolue de tout contrôle intellectuel. On nous en voudrait de citer des exemples : brûlures,
fractures, lésions traumatiques de tous ordres et de tous sièges,
asphyxies diverses par submersion, par bol alimentaire, par
projection la face en avant sur un corps mou et dépressible, ce
sont là faits communs et d'observation banale chez les épileptiques; à telles enseignes que les recueils spéciaux et les auteurs
qui traitent de l'épilepsie ne relatent que les plus insolites ou
les plus dramatiques. Retenons seulement, et la remarque a
son importance, qu'il est peu d'épileptiques qui, suivant la
pittoresque expression de Lasègue, n'aient ainsi « gagné leurs
chevrons », qu'il n'en est guère, en admettant qu'il s'en trouve,
qui puissent se flatter de rester toujours à l'abri de pareils
accidents.

2° *L'épileptique convulsif, de par ses seules crises, se trouve placé dans un état permanent d'infériorité sociale.*

C'est une erreur trop répandue de croire que, l'attaque passée,
lorsqu'il se relève, indemne ou meurtri, l'épileptique en soit
quitte avec sa triste maladie; à toute occasion, à propos des circonstances et des actes les plus divers de sa vie, il la retrouve,
manifestant de mille manières, mais toujours de façon néfaste,
son influence et son action.

Enfant, elle lui suscite, pour son éducation, pour son instruction, les pires difficultés. Si nous nous en référons, à ce point
de vue, à notre statistique personnelle, aucun doute n'est possible à cet égard. Sur 57 épileptiques indigents qu'il nous a été

donné d'examiner dans un département du centre de la France, nous avons pu compter 31 illettrés; un seul, parmi les 26 sachant lire et écrire, avait obtenu le certificat d'études primaires. Sans doute, à l'analyse, nous avons pu dans certains cas mettre l'épilepsie hors de cause, tout au moins comme facteur principal de l'état d'ignorance de nos sujets: telles, par exemple, les observations concernant des malades atteints postérieurement à l'âge où l'on fréquente l'école ou ayant déjà passé cet âge lors de l'application de la loi scolaire (28 mars 1882); tels encore les faits assez nombreux où se rencontre une inaptitude anatomique plus ou moins marquée à recevoir l'instruction telle qu'elle est dispensée dans les écoles ordinaires. Mais, ces éliminations opérées, il reste un certain nombre de cas où l'absence de toute culture résulte manifestement de cette cause unique : le renvoi de l'école. On peut poser en règle très générale qu'à l'heure actuelle la plupart des jeunes épileptiques dépourvus d'instruction se sont vu refuser l'accès de l'école.

Or, il est intéressant de connaître — car ils projettent une certaine lumière sur les conditions de vie de l'épileptique — les motifs qu'invoquent d'ordinaire les instituteurs pour légitimer leur conduite.

C'est, en toute première ligne, l'*impression d'horreur* que provoque chez les autres enfants le spectacle de la crise. Et cette proposition n'est pas pour étonner qui a jamais assisté à une grande attaque.

C'est, ensuite, la *crainte de la contagion*, question, à vrai dire, plus controversée.

C'est, enfin, le désordre, le trouble qu'apportent dans les classes les jeunes épileptiques par leur turbulence et leur indocilité, trop souvent aussi les railleries, les quolibets, les mises à l'index dont ils sont victimes de la part de camarades sans pitié.

Quoi qu'on pense, d'ailleurs, du bien fondé de ces mesures, il reste que, dans nombre de cas, l'épileptique enfant se voit impitoyablement refuser le bénéfice de l'instruction et qu'il éprouve de ce fait un préjudice énorme, on peut dire irréparable, qui pèsera lourdement sur le cours ultérieur de sa vie.

Si nous voulions, d'ailleurs, suivre l'épileptique tout le long de son existence, combien d'obstacles de même nature trouverions-nous à chaque instant sur ses pas! L'Université lui a fermé ses portes; l'accès de l'armée lui est interdit, de même celui de toutes les administrations publiques. Ce n'est que par hasard, par exception ou par faveur qu'il pourra se glisser dans une administration privée où sa situation restera toujours incertaine et précaire. Veut-il exercer une profession manuelle? On le renvoie de l'usine, on le chasse de l'atelier et il est aisé de prévoir que les dispositions législatives récentes sur les accidents du travail (loi du 9 avril 1898) ne peuvent dorénavant qu'inciter davantage les industriels à écarter rigoureusement de leur personnel tout élément entaché ou simplement suspect d'épilepsie. Etant donnés, d'ailleurs, les incessants progrès du machinisme, son extension toujours croissante à des branches nouvelles de la production, il est permis de dire que, de plus en plus, le nombre ira se restreignant des professions abordables aux épileptiques.

3° *L'épileptique simple, de par son caractère, s'accommode difficilement du milieu social normal.*

Irascibles, querelleurs, vindicatifs, obséquieux et cauteleux, c'est sous ce jour qu'on a coutume de nous dépeindre les épileptiques et force est bien à quiconque les a quelque peu approchés de reconnaître que les traits de ce tableau ne sont pas trop poussés au noir. Sans doute, il serait profondément injuste de leur faire grief de défectuosités de caractère imputables à leur seule maladie; mais il n'est aussi que très naturel, on en conviendra, de répudier pour soi-même et d'éviter aux autres le commerce suivi de pareilles gens.

Et voilà pourquoi l'épileptique est, le plus souvent, un solitaire et un isolé. Son caractère lui rend la vie insupportable dans le milieu social normal, et il prend bientôt conscience de cette difficulté d'adaptation.

Chassé de l'école, repoussé de l'atelier, partout traité en paria, aigri par ses échecs, par les humiliations, les craintes et les défiances dont il se sent l'objet, « il fuit la vue et la société des hommes » [1], il évite les agglomérations urbaines, il cherche refuge à la campagne, dans quelque ferme isolée, où on le tolère, où trop souvent aussi on l'exploite.

---

[1] « Torpent, abjecti animo, mœsti, hominum aspectum et consuetudinem vitautes. » (Arétée.)

4° *L'épileptique simple est un malade améliorable, sinon curable.*

On a vécu longtemps, — quelques-uns vivent encore, — sur le dogme de l'incurabilité absolue de l'épilepsie; depuis la découverte de Leycok et Wilks (1851), il est tout au moins une médication dont l'expérience a démontré, dans bon nombre de cas, l'incontestable efficacité : la bromuration continue diminue souvent les crises, les supprime quelquefois totalement, amène parfois, du côté du caractère, les plus heureuses modifications. On ne compte plus, à l'heure actuelle, les observations qui en font foi.

Mais la cure est longue et minutieuse; elle exige des conditions d'hygiène, de régularité de vie peu compatibles avec l'existence si précaire et si agitée des épileptiques : elle veut une surveillance attentive, une direction médicale compétente. Livré à ses seules ressources, c'est bien rarement que l'épileptique pourra réunir tous ces éléments indispensables à la réussite. Nous avons pu nous en assurer par nous-mêmes; les quelques essais de traitement tentés au dehors par nos malades sont restés régulièrement infructueux; dans le milieu propice d'un établissement spécial, les mêmes moyens, chez les mêmes sujets, ont donné les meilleurs résultats. En sorte que, on peut le dire, si l'épileptique ne parvient pas à amender sa terrible affection, si, par suite, toute sa vie, il végète dans la plus misérable des conditions, c'est que, trop souvent, il manque du secours, de l'assistance nécessaires pour lutter contre elle avec chances de succès : trop souvent, l'épileptique est un malade qui reste tel faute de soins.

Pour le but que nous nous proposons, nous voudrions, — nous pourrions sans doute, — nous en tenir aux considérations qui précèdent; elles démontrent, ce nous semble, de façon suffisamment explicite, la situation vraiment lamentable qu'est celle de nombreux épileptiques réputés simples; elles établissent en quelque sorte les titres que ces malheureux peuvent produire à la sollicitude et à la charité publiques, et c'est en s'inspirant uniquement des indications et des suggestions qu'elles fournissent que la société ferait réellement, au sens propre du mot, œuvre d'assistance. Nous ne croyons pas cependant devoir passer sous silence des arguments d'un autre ordre, susceptibles, aux yeux de certains, de donner à nos conclusions une nouvelle et plus impérieuse signification : c'est, dirons-nous, l'*intérêt bien compris de la société d'assister les épileptiques*.

« Il n'est presque pas d'actes délictueux ou criminels, écrit M. Victor Parant[1], qu'un épileptique ne puisse commettre lorsqu'il est poussé par une impulsion irrésistible. » Vols, incendies, outrages publics à la pudeur, violences et attentats contre les personnes, tels sont ses méfaits les plus communs. Or, qu'on veuille bien le remarquer, ces actes, dont quelques-uns constituent des crimes horribles, ont pour auteurs non pas des aliénés furieux, mais des gens jusqu'alors, et peut-être par la suite, des plus inoffensifs et des plus calmes qui se puissent trouver. « Les épileptiques, qui sont ordinairement les plus doux..., disons en même temps les plus sains d'esprit, y sont exposés comme ceux dont l'irritabilité est constante[2]. » *Dangereux au premier chef*, tel nous apparaît donc l'épileptique; et, à défaut de mobiles plus élevés, le souci de la protection des personnes et de la conservation des biens devrait être une raison suffisante pour attirer et pour retenir sur lui l'attention vigilante des pouvoirs publics.

D'autant qu'ici encore se révèle l'efficacité de soins préventifs appropriés; à l'appui de nos dires, qu'il nous soit permis d'invoquer l'autorité d'un homme particulièrement qualifié et bien placé pour en juger. Legrand du Saulle, un sceptique que les faits ont converti, après avoir écrit que « la thérapeutique de l'épilepsie doit se composer de parties égales d'hygiène et de philosophie » [3] n'hésitait pas à déclarer, quelques années plus tard, que « mettre les épileptiques en traitement, c'était supprimer dans l'avenir le côté médico-légale de l'épilepsie » [4].

A quelque point de vue donc que l'on se place, la même conclusion s'impose. Sa maladie rend à l'épileptique la vie ordinaire trop difficile, trop pénible et trop dure pour qu'il ne con-

[1] Victor Parant, *Des impulsions irrésistibles des épileptiques* (Rapport au VIe Congrès des médecins aliénistes et neurologistes de France, Bordeaux, 1895, p. 187).

[2] Victor Parant, *loc. cit.*, p. 136.

[3] Legrand du Saulle, *Notes sur les mœurs et les habitudes des épileptiques*, 1861.

[4] Le même, *Étude médico-légale sur l'épilepsie*, 1877.

sidère pas comme un bienfait sa mise en tutelle par la société. La présence d'un tel malade dans le milieu normal est cause de tant d'inconvénients et source de tels périls que la collectivité doit trouver profit à l'en distraire.

Que si l'on nous demande d'ailleurs d'après quel critère nous établissons la nécessité de l'assistance, nous répondrons : en présence d'un épileptique, quel qu'il soit, nous ne nous préoccuperons nullement de rechercher ou de savoir s'il est ou non en possession de ses facultés mentales; mais partout où l'épilepsie, quelle qu'elle soit, sous quelque forme clinique qu'elle se présente, se révélera génératrice de misère ou de danger, nous saisirons une indication impérieuse et précise d'assistance.

II

LES DIFFÉRENTS SYSTÈMES D'ASSISTANCE

La rapide étude que nous venons d'esquisser de la condition des épileptiques peut être considérée, croyons-nous, comme suffisante pour nous permettre de déterminer les besoins divers auxquels devra faire droit toute organisation rationnelle et complète d'assistance.

Il faut d'abord à l'épileptique, pour sa protection personnelle comme pour la sauvegarde d'autrui, une surveillance constante et éclairée.

Et cette indication primordiale se déduit, sans qu'il soit besoin d'insister, du caractère inopiné des attaques convulsives comme des crises mentales.

Il faut à l'épileptique, pour vivre pleinement et se développer, un milieu spécial où sa maladie ne lui sera pas imputée à crime, où elle ne créera pas d'obstacles à la mise en valeur de son activité, où il trouvera réunis les éléments et les conditions de son instruction générale, de son éducation professionnelle, où les travers de son caractère n'auront pas les déplorables conséquences que l'on sait, où l'on cherchera aussi à redresser ses tendances fâcheuses et ses instincts pervers.

Il faut enfin à l'épileptique, malade améliorable, sinon curable, le traitement et les soins que réclame son état. Résumant les enseignements de sa longue expérience, M Lacour exigeait, « pour refaire un organisme atteint dans son élément le plus intime, le système cérébro-spinal, » le concours de trois facteurs : « la médication, la règle et le temps, que Sydenham, dans son langage de praticien, appelait « le roi des praticiens. »

La médication : il en est au moins une, avons-nous vu, qui a fait ses preuves, la bromuration continue, avec le secours nécessaire d'une hygiène rigoureuse et l'utile adjuvant d'une diététique spéciale.

La règle : tous les auteurs ont noté l'influence, sur les résultats de la cure, du calme de la vie morale comme de l'emploi bien ordonné de l'activité physique.

Le temps : et l'on devra savoir et prévoir, dans tout système d'assistance, qu'en matière de traitement de l'épilepsie, ce n'est ni par semaines ni par mois, c'est par années qu'il faut compter.

Particulière surveillance, conditions spéciales de milieu, traitement continu et prolongé : y a-t-il, à l'heure actuelle, des modes d'assistance qui, isolés ou combinés, puissent répondre de façon satisfaisante à chacun de ces *desiderata?* Telle est, en somme, la question qui se pose et dont nous devons chercher la solution.

D'une manière générale, l'assistance se distingue, on le sait, suivant sa modalité, en hospitalière ou collective, et individuelle ou à domicile.

Nous n'avons pas à rappeler ici par quels avantages d'ordre à la fois moral et économique se recommande l'*assistance individuelle :* elle conserve ou cherche à créer pour l'assisté le bénéfice de la vie familiale; *directe*, elle apporte à son foyer le secours médical, pharmaceutique, pécuniaire, etc., auquel il peut prétendre; *indirecte*, elle le confie, moyennant rétribution, aux soins d'une famille dûment choisie et surveillée. Elle n'exige aucuns frais de premier établissement, un personnel restreint, des dépenses minimes de fonctionnement et d'entretien. Convient-elle aux épileptiques?

A la rigueur, — et à condition d'immobiliser à cet effet l'un de ses membres, qui ne contribue plus dès lors aux charges de la communauté, — sa famille, naturelle ou d'adoption, peut exercer sur l'épileptique une surveillance de tous les instants. Exceptionnellement, elle lui assurera le temps suffisant un traitement convenable. Mais, à peine de le séquestrer, en aucun cas elle ne saurait lui éviter les amères déceptions qu'il retire de ses rapports sociaux.

Et cependant, sous ces deux formes, directe et indirecte, l'assistance familiale pour les épileptiques a trouvé des partisans.

A la vérité, un seul auteur, à notre connaissance, a préconisé comme mode général l'assistance des épileptiques dans leur propre famille. M. Barella (de Chapelle-lez-Herlaimont) terminait par les propositions suivantes une communication à l'Académie de médecine de Bruxelles.

« La base de l'assistance des épileptiques doit être en famille, à domicile. Là seulement où cette assistance est impossible il y a lieu à placement. Celui-ci doit-être l'exception, non la règle (¹). »

Nous avouons avoir vainement cherché dans le discours de M. Barella les arguments qui préparent et justifient de pareilles conclusions : nous nous bornerons donc à les enregistrer ici, à titre de documents, sans commentaires.

Mais si l'assistance familiale directe, érigée en système général, rencontre aussi peu de faveur, ce n'est pas à dire qu'une telle assistance ne soit pas applicable et ne puisse s'étendre à des catégories déterminées de malades. Et M. Bourneville nous paraît avoir parfaitement défini les indications et les limites de ce mode d'assistance dans les lignes suivantes : « Les secours à domicile ne s'appliquent pas aux *expectants*, qui doivent, au préalable, être observés, traités et instruits pendant un temps plus ou moins long, selon leur état et leur âge, mais aux enfants ou adolescents déjà hospitalisés. Il faudra choisir les malades pour lesquels tout le possible a été tenté, non sujets à des impulsions dangereuses, pouvant parfois même être relativement utiles dans leurs familles. Il s'agira toujours d'une question d'espèce; il faudra examiner chaque cas en particulier. Le secours à domicile pourra s'étendre aux épileptiques qui n'ont qu'un petit nombre d'accès, d'habitude sans délire, sans

(¹) Académie de médecine de Belgique, séance du 24 mars 1894 (*Bulletin*, . 203).

excitation avant ou après les crises, ou encore aux épileptiques qui n'ont que des accès nocturnes (¹). »

Il serait même possible, là où les circonstances s'y prêtent, de maintenir dans leurs familles un plus grand nombre d'enfants; et ce, par l'organisation et le fonctionnement connexes de *classes spéciales* et de *consultations externes*. Le jour — que l'on peut espérer prochain — où elles seront créées en France sur le modèle de celles qui existent depuis longtemps déjà dans la plupart des pays civilisés, les *classes spéciales pour enfants arriérés* s'ouvriront évidemment aux épileptiques et leur rendront d'incontestables services. Quant aux *consultations externes*, si elles sont comprises dans le sens le plus large, c'est-à-dire avec délivrance de médicaments, elles seront d'un secours suffisant à ceux des épileptiques qui ont surtout besoin de soins médicaux.

L'assistance familiale indirecte est, plus que jamais, à l'ordre du jour; presque à elle seule elle vient d'avoir les honneurs et de faire les frais de deux Congrès. On pouvait s'attendre à ce qu'elle fût proposée pour les épileptiques; et, de fait, au Congrès international tenu à Anvers du 1ᵉʳ au 7 septembre 1902, M. le Dʳ Paul Masoin, médecin à la colonie de Gheel, a présenté un rapport sur « l'Assistance familiale des épileptiques ».

Déjà, en France et dès 1889, M Féré avait réclamé « le bénéfice de ce régime pour un bon nombre d'épileptiques qui n'ont que de rares accès sans troubles mentaux graves » (²). L'année suivante, revenant sur la même idée, il déclarait qu'à son avis, les malades de cette catégorie « seraient suffisamment assistés si on leur procurait seulement le moyen d'exercer leur industrie dans un milieu prévenu de leur infirmité et intéressé à les tolérer » (³). Quelques années plus tard, M. Vigouroux, dans le plan qu'il trace d'un système complet d'assistance des épileptiques, prévoit, en cas d'encombrement de l'établissement spécial qu'il préconise, « le placement dans les familles de cultivateurs habitant autour de la colonie, des malades à crises rares, en voie de guérison; ce serait, dit-il, en quelque manière,

---

(¹) Bourneville, Des différents modes d'assistance des idiots, des épileptiques et des arriérés (*L'Assistance publique*, 15 décembre 1899).

(²) Féré, *Du traitement des aliénés dans les familles*, 1889, p. 43.

(³) Féré, *Les épilepsies et les épileptiques*. Paris, 1890, p. 597.

une sortie d'essai (¹). » MM. Marie et Manheimer-Gommès enfin, au Congrès d'assistance familiale tenu à Paris du 27 au 31 octobre 1901, se sont efforcés d'attirer l'attention sur les avantages que pourrait présenter pour les épileptiques la colonisation familiale *urbaine*, telle qu'elle fonctionne à Berlin pour les aliénés (²).

Et tous ces auteurs, à l'appui de leurs vues théoriques, citaient l'exemple et l'expérience de Gheel ou de Dalldorf.

Le placement familial ne fonctionne à Dalldorf que depuis 1888; les convulsifs, hystériques et épileptiques, n'y sont qu'en petit nombre (17 au 10 mai 1901) : il serait prématuré de risquer un jugement. Remarquons simplement que, jusqu'à ce jour, le milieu urbain, d'un avis unanime, était considéré comme très défavorable à l'épileptique : on recommandait les travaux agricoles, l'exercice au grand air, le calme de la vie rurale. Le système qu'on propose paraît quelque peu méconnaître ces vieux principes qui, pourtant, ont fait leurs preuves.

Mais c'est Gheel surtout qu'on invoque, Gheel qui existe depuis des siècles et qui, sur un total de 1,800 malades, comprend en moyenne 9 à 10 % d'épileptiques. Nous n'avons pas à répéter ici les appréciations contradictoires dont Gheel, en général, a été l'objet. Pour la catégorie spéciale qui nous occupe, nous possédons deux documents récents et de première main : l'un, visant plus particulièrement le point de vue important de la sécurité des malades et de leur entourage, émane de M. Peeters, médecin directeur (³); l'autre, compte rendu général de l'assistance des épileptiques à Gheel, est le rapport précité de M. Paul Masoin (⁴). Une analyse rapide de ces deux mémoires permettra à chacun de se former une opinion.

Tout d'abord, les médecins de Gheel s'attachent à bien préciser les catégories de malades auxquelles ils réservent le placement familial et à déterminer les conditions dans lesquelles ce placement *devrait* s'opérer. « Les épileptiques dont les accès sont l'occasion d'un état de délire ou de violence, les sujets impul-

---

(¹) A. Vigouroux, De l'hospitalisation des épileptiques (*Presse médicale*, 30 août 1899).

(²) A. Marie et Manheimer-Gommès, *L'assistance familiale urbaine pour les aliénés inoffensifs* (système berlinois) (Iᵉʳ Congrès d'assistance familiale, 1901).

(³) Peeters, *La sécurité des aliénés et de leur entourage dans la colonie de Gheel* (Congrès d'assistance familiale, 1901).

(⁴) Paul Masoin, *L'assistance familiale des épileptiques* (Congrès d'assistance familiale, Anvers, 1902).

sifs ne peuvent à aucun titre être placés dans des colonies type Gheel. Par contre, une foule de malades à accès relativement rares, sujets plus ou moins déments, qui sont en même temps des travailleurs passables, conviennent à des colonies de ce genre; une longue expérience le démontre. Le sujet doit, évidemment, passer un temps suffisant dans un asile fermé avant d'être confié à une famille. D'autre part, celle-ci doit être judicieusement choisie. Jamais le placement d'un malade dans une famille ne devrait pouvoir se faire en dehors de l'intervention du médecin (¹). »

Or, il paraît que ces conditions ne sont pas très exactement remplies à Gheel.

C'est ainsi que « la plupart des formes d'épilepsie se rencontrent à la colonie : depuis le petit mal épileptique et les accès convulsifs rares jusqu'aux formes convulsives graves, à accès plus ou moins fréquents. Conjointement à l'état d'épilepsie, on y rencontre la plupart des états psychiques propres à cette maladie, exception faite cependant pour les malades dont les accès d'épilepsie sont accompagnés d'un état de délire (particulièrement confusion mentale avec agitation), de tendances impulsives, etc. D'autre part, beaucoup de malades sont des idiots épileptiques vivant plus ou moins à demeure dans l'habitation du nourricier, quelques-uns même — l'exception assurément — confinés sur une chaise... Ces non-valeurs trouveraient bien mieux leur place dans des asiles fermés que dans une colonie telle que Gheel » (²).

En second lieu, le placement des malades chez les nourriciers — chose essentielle dans une institution de ce genre — n'est pas laissé à Gheel, comme il l'est partout ailleurs, à Lierneux, à Dun-sur-Auron, à Ainay-le-Château, au choix exclusif du seul juge compétent, le médecin. D'où, trop souvent, des placements inadéquats, des mutations injustifiées, etc.

C'est donc en tenant compte de ces vices d'organisation intérieure — qu'il serait possible de faire disparaître d'institutions analogues dégagées des influences traditionnelles — que l'on doit apprécier les résultats fournis par Gheel, au point de vue qui nous intéresse.

Or, quels sont ces résultats?

(¹) Paul Masoin, *Compte rendu du II⁰ Congrès international d'Anvers*, 1902.
(²) Paul Masoin, *L'assistance familiale des épileptiques* (Congrès d'Anvers, 1902).

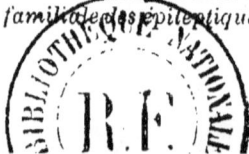

1° *Surveillance*. — « La statistique des accidents montre que la prudence et la vigilance de l'ensemble des nourriciers suppléent honorablement au défaut de capacité qu'on peut reprocher à quelques-uns d'entre eux.

» Parmi les accidents mortels survenus à Gheel durant ces treize dernières années, quatre seulement concernent des épileptiques.

ANNÉES	NOMBRE D'ÉPILEPTIQUES	ACCIDENTS GRAVES
1890	160	1 épileptique noyé dans le canal.
1894	160-165	1 épileptique asphyxié dans une flaque d'eau.
1897	175-180	d°
1900	180-185	1 épileptique trouvé mort dans un fossé.

» Il faut y ajouter, bien entendu, un certain nombre (on ne dit pas le chiffre exact) d'accidents sans aucune suite grave, particulièrement des fractures, des blessures et des brûlures superficielles ([1]). »

En ce qui touche la sécurité publique, les déclarations de M. Peeters sont des plus rassurantes : dans une carrière déjà longue, il n'a vu, à Gheel, « qu'un seul fait de violences graves » commises par un épileptique sur un nourricier.

Pour apprécier convenablement la valeur de cette statistique, il faudrait pouvoir établir, à ce point de vue, la comparaison entre les colonies familiales et les établissements fermés *recrutés de même façon*. Or, nous manquons à cet égard des données nécessaires et les documents propres à nous les fournir font presque totalement défaut : il y aurait grand intérêt à ce qu'il en fût produit devant le Congrès. Le champ, très restreint, de notre expérience personnelle, ne nous permet, en ce qui nous concerne, que d'apporter une modeste contribution : depuis dix ans, l'effectif combiné des épileptiques simples et aliénés de l'asile de Blois et de son quartier annexe, l'hospice Dessaignes, a oscillé constamment autour de soixante; or, dans ce laps de temps, nous n'avons pu relever qu'un seul cas de mort accidentelle (asphyxie par bol alimentaire au cours d'une crise), aucun attentat contre les personnes, aucun accident ayant eu des con-

([1]) P. Masoin, Rapport cité.

séquences sérieuses, c'est-à-dire ayant entraîné le séjour dans les infirmeries.

Il nous semble que, toutes choses égales d'ailleurs, ces résultats sont plus satisfaisants que ceux de Gheel, et que l'opinion — encore généralement admise — que la surveillance, plus facile dans un établissement fermé y est aussi plus efficace, se trouve vérifiée dans ce cas particulier.

2° *Milieu*. — Les médecins de Gheel insistent sur la difficulté qu'ils éprouvent à trouver pour leurs épileptiques le milieu qui leur convient : « D'une manière générale, écrit M. Meeus, il faut, pour un placement rationnel, examiner chaque cas en particulier... Après avoir vu les conditions où se trouvent mes épileptiques, j'estime qu'ils se trouvent bien à la campagne, dans les fermes plutôt petites, où les enfants sont grands, ce qui amène de suite une certaine aisance avec une surveillance continue (1). » M. Paul Masoin émet le même avis, et aussi M. Bœckmans. Mais nul ne nous renseigne sur un point cependant des plus importants : la nature des rapports entre malades et nourriciers.

3° *Traitement*. — « Les épileptiques placés à Gheel, déclare M. P. Masoin, sont, pour l'immense majorité, des idiots, imbéciles-épileptiques à forme grave d'épilepsie, épilepsie dite essentielle, considérée comme incurable. Aussi je ne pense pas qu'un seul épileptique ici placé soit soumis à une thérapeutique continue, réellement active. » Cependant, « lorsque les accès deviennent plus graves et plus fréquents, on recourt au bromure de potassium. » Et M. P. Masoin ajoute : « La médication bromurée est à peu près la seule possible dans des colonies à services très étendus comme c'est le cas ici. Il ne peut donc être question de tenter, d'une manière systématique, des méthodes thérapeutiques qui exigent une surveillance étroite du malade, telle qu'on peut la réaliser dans des asiles desservis par un personnel spécial (2). »

Il semble donc, de l'aveu même de l'un de ses partisans les plus compétents et les plus qualifiés, que « le régime en colonie ne se prête guère à des médications particulièrement actives »; opinion déjà formulée d'ailleurs par M. Marie, qui exclut du bénéfice de l'assistance familiale les épileptiques « soumis à des

(1) Cité par M. P. Masoin, Rappport au Congrés d'Anvers.
(2) P. Masoin, Rapport au Congrès d'Anvers.

régimes spéciaux (traitement par l'opium, traitement par l'alimentation sans sel) », malades « qui, d'après lui, doivent demeurer à l'asile dans une surveillance médicale constante » (¹).

Peut-être pensera-t-on, à la lumière de ces documents, que l'exemple de Gheel n'est point aussi probant qu'on a bien voulu le dire. Les seuls enseignements qu'à notre sens il soit permis d'en tirer, c'est, d'abord, que l'assistance familiale dans des colonies type Gheel ne peut atteindre que des catégories très limitées d'épileptiques; c'est, ensuite, que la colonisation familiale, en aucun cas, ne saurait être un mode primitif d'assistance, les malades devant toujours faire un stage préalable dans un établissement fermé; c'est enfin, que ce genre de placement ne peut s'adapter que difficilement, et le plus souvent incomplètement, aux besoins spéciaux des épileptiques.

Aussi bien, ces réserves nous paraissent-elles imposées par l'expérience plus récente, mais plus voisine, de Dun-sur-Auron. « Au 31 décembre 1901, lisons-nous dans le rapport de M. Truelle, il y avait à la colonie quatre pensionnaires ayant des crises épileptiques fréquentes. *Il est bon de ne pas en admettre d'autres.* C'est un spectacle pénible pour la population, qui frappe très désagréablement l'imagination et n'encourage pas en faveur de nos pensionnaires, que celui d'une crise épileptique. Ces malades sont exposés, du fait seul de leurs chutes inconscientes et imprévues, à des dangers constants, *la surveillance par les nourriciers, malgré toutes les recommandations, laissant toujours à désirer.* Je passe sous silence les impulsions ou les crises de délire qui peuvent compliquer l'épilepsie (²). »

Au reste, par quels avantages si particuliers se signale donc, pour la catégorie de malades qui nous occupe, le patronage familial? Pour l'enfant, pour le vieillard, pour l'aliéné, il se conçoit, il s'explique : aux uns il crée un foyer, pour l'autre il réalise l'isolement sans séquestration. Mais, à l'ordinaire, l'épileptique ne présente aucun de ces besoins. Pourquoi, dès lors, à l'assistance directe, — laquelle, nous l'avons vu, peut convenir aux catégories visées, — vouloir préférer le système plus compliqué, plus onéreux du placement familial? Le seul argument que nous ayons pu trouver nous est fourni par M. Féré; nous le reproduisons textuellement : « Les épileptiques qui vivent

---

(¹) Marie, *loc. cit.*
(²) Truelle, *Rapport sur la colonie familiale de Dun-sur-Auron*, 1901.

au milieu de personnes qui ont la même éducation souffrent constamment de l'infériorité relative à laquelle leur maladie les réduit; ils se plaisent mieux avec des personnes de condition inférieure, qui peuvent supporter sans se plaindre leurs irrégularités et leurs exigences sans leur faire sentir leur déchéance morbide. A ce point de vue, le placement des épileptiques dans des familles étrangères, moyennant salaire, peut présenter des avantages (1). » On conviendra que, pour le malade, « l'avantage » n'est pas à dédaigner; on trouvera assurément quelque disproportion entre le but poursuivi et les moyens proposés. Si, d'autre part, l'on exige « de familles étrangères, moyennant salaire », des qualités aussi rares de douceur, de patience et de tact, les chances de développement et d'avenir apparaîtront bien limitées de l'assistance famiale indirecte pour les épileptiques (2).

L'assistance *hospitalière* ou *collective* s'inspire de principes opposés. Moins sensible aux considérations d'ordre sentimental ou moral, elle ne craint pas de déraciner l'assisté, de relâcher, de briser ses attaches sociales. Sa préoccupation première, même aux prix de sacrifices souvent énormes, est de s'adapter le mieux qu'il est possible aux besoins spéciaux de sa clientèle spéciale, de centraliser dans des organismes de plus en plus différenciés des catégories de plus en plus homogènes d'assistés. Aux malades aigus ou chroniques elle ouvre ses *hôpitaux;* aux vieillards et aux incurables elle réserve ses *hospices*, et, pour des destinations toujours plus précises et plus restreintes, elle multiplie ses *établissements spéciaux :* asiles d'aliénés, établissements d'aveugles, de sourds-muets, etc.

Auquel de ces modes si variés d'assistance ressortit l'épileptique? Suivant les cas, suivant les temps, suivant les lieux, il a ce triste privilège de trouver sa place dans l'un comme dans l'autre de ces divers refuges de l'humaine misère.

L'*hôpital* l'accueille ou le rebute d'après la forme que revêt son mal.

---

(1) Féré, *Les épilepsies et les épileptiques,* p. 591.

(2) Il y aurait, croyons-nous, une enquête intéressante à faire et dont les résultats seraient sans doute décisifs : elle consisterait à rechercher ce qu'il advient, dans le service des Enfants assistés, des jeunes épileptiques. Sont-ils placés dans des familles de nourriciers? Peuvent-ils s'y maintenir? Combien de temps? Nous savons, pour notre part, tel département du Centre où les enfants assistés épileptiques sont conservés à l'hospice dépositaire en attendant leur admission dans un établissement spécial.

Il y a des épilepsies qu'on pourrait dire aiguës : telles les éclampsies urémique, brightique, puerpérale; telles les convulsions d'origine traumatique, réflexe, périphérique ou de nature toxi-infectieuse (épilepsies syphilitique, alcoolique, saturnine, etc.). A chacune de ces modalités cliniques d'une même espèce morbide, l'hôpital applique des ressources thérapeutiques qu'il peut seul réunir au même degré. D'aucuns même pensent qu'il apporte, en certaines circonstances, un empressement excessif à mettre en œuvre son arsenal chirurgical.

Par contre, il ferme trop souvent ses portes à des malades que, régulièrement, il devrait recevoir et conserver. C'est un fait trop fréquent, presque quotidien, qu'un épileptique vulgaire, chronique, amené d'urgence à l'hôpital à l'occasion d'une crise, en soit renvoyé, la crise à peine passée. Or, en France tout au moins (1), ce ne peut être qu'en violation flagrante des prescriptions légales que les Administrations hospitalières se débarrassent avec une telle désinvolture de tous les épileptiques sans distinction; il en est parmi eux qui ont droit d'accès et de séjour à l'hôpital : aux termes de la loi et des règlements, seuls les « incurables » peuvent être évincés (2). Les « chroniques », et c'est le cas de bon nombre d'épileptiques, doivent être obligatoirement secourus (3).

Si nous nous sommes attaché à établir ce point de droit, c'est que nous apercevons dans l'hôpital un rouage important de tout organisme complet d'assistance des épileptiques. Son rôle, très effacé à l'heure actuelle, pourrait, les circonstances aidant, devenir de tout premier ordre. Ce serait, avec les moyens d'investigation et de traitement dont il dispose, d'établir un diagnostic précis, de fixer une thérapeutique appropriée et de déterminer alors, en connaissance de .cause, le mode de traitement le plus adéquat : secours à domicile, placement dans un hospice d'incurables, dans un asile d'aliénés, dans un établissement spécial. Sa clientèle nombreuse, sans cesse renouvelée, lui fournirait les éléments du recrutement le plus actif. Sans la crainte que l'épileptique ne devienne pour lui

(1) Loi du 15 juillet 1893, et aussi en Belgique (loi du 1er janvier 1892).

(2) Article 35 du nouveau règlement des hôpitaux et hospices, reproduction textuelle de l'article similaire de l'ancien règlement du 31 janvier 1880.

(3) Cf., pour la distinction des malades chroniques d'avec les incurables, le Rapport général sur l'assistance médicale gratuite en 1895 (*Actes du cons. sup. de l'Ass. publ.*, fasc. 55, p. 192).

une cause d'encombrement, simple bureau d'admission et de sélection, il n'aurait plus intérêt à repousser le malade dès qu'il se présente, mais il utiliserait pour l'attirer et le retenir le légitime prestige dont il jouit. Ainsi compris, il serait vraiment, comme le voulait déjà M. Semal, un « moyen primordial d'assistance » (¹).

Pour être admis à l'*hospice*, « le candidat doit établir : 1°...; 2° qu'il est atteint d'une maladie ou d'une infirmité reconnue incurable; 3° que cette maladie ou cette infirmité le met dans l'impossibilité de pourvoir à ses besoins par son travail; 4°...; 5°...; 6° qu'il ne peut être secouru utilement à domicile (²). »

Il ne se rencontre que trop d'épileptiques pour réunir ces trois conditions : incurabilité certaine, impossibilité de travail utile, inaptitude au secours individuel; et les hospices renferment effectivement un fort contingent de comitiaux. Même, à l'inverse de l'hôpital, l'hospice mériterait plutôt le reproche de recevoir trop facilement un trop grand nombre de ces malades. Trop souvent, le seul mot d'épilepsie suffit à évoquer le décevant pronostic d'incurabilité, à déterminer, par suite, le placement à l'hospice. Or, une telle pratique ne va pas sans inconvénients. Nous en avons eu à plusieurs reprises la preuve : nous avons vu des améliorations considérables obtenues, dans un établissement spécial, chez des malades jusqu'alors abandonnés sans traitement dans des asiles d'incurables. Il est donc à désirer que les Commissions d'hospices, avant d'accueillir la demande, s'assurent de façon plus sévère de l'incurabilité du « candidat ».

La même attention devrait être apportée à n'admettre dans les hospices que des épileptiques incapables de tout travail. Par destination, ces établissements sont lieux de repos et ne sauraient offrir à ceux de leurs pensionnaires qui peuvent dépenser quelque activité que des besognes insignifiantes et futiles.

Garderie pour l'idiot non dangereux, non éducable, pour le dément apathique et inoffensif : voilà ce que peut être l'hospice à l'endroit des épileptiques. Mais qu'il n'immobilise pas dans une oisiveté improductive et funeste, qu'il ne retienne pas dans une négligence ou dans un abandon thérapeutique cou-

(¹) Académie de méd. de Bruxelles, séance du 30 juillet 1887 (*Bulletin*, p. 615).
(²) Règlement-type des hôpitaux et hospices, article 38.

pables l'épileptique valide, de cerveau sain, capable de rendre des services, susceptible d'en recevoir.

Parmi les *établissements spéciaux* déjà existants, il en est auxquels l'on pense tout naturellement dès qu'il s'agit d'hospitaliser les épileptiques. Conditions exceptionnelles de surveillance, ressources variées de travail industriel et agricole, direction médicale particulièrement compétente, tous ces *desiderata* essentiels que nous avons formulés pour les épileptiques ne se trouvent-ils pas d'ores et déjà réalisés, et au plus haut degré, dans les *asiles d'aliénés?*

Aussi l'internement des épileptiques dans les asiles d'aliénés a-t-il compté de tout temps et aujourd'hui encore de chaleureux défenseurs. Tel, par exemple, M. Lapointe, qui proposait l'aménagement, pour les épileptiques de l'Allier, d'un quartier de l'asile de Moulins, et se flattait d'avoir recueilli pour son idée l'approbation, « au moins implicite, des hommes les plus compétents qui se sont occupés de cette question (1). »

Au reste, les mérites de cette combinaison n'avaient pas frappé les seuls aliénistes : séduits surtout par ses avantages économiques incontestables, nombre de Conseils généraux, quelques Administrations locales même, avaient déjà songé à utiliser les asiles pour les épileptiques, « qui leur créent des embarras. »

Par malheur, une telle solution se heurte à un *veto* légal absolu. Volontairement, en connaissance de cause et non par omission, le législateur de 1838 a exclu du bénéfice de son œuvre les épileptiques simples. Malgré les efforts de Ferrus, la loi du 30 juin est restée muette à leur sujet. Par prétérition, en quelque sorte, elle établit la distinction, affirmée plus tard par les règlements administratifs, entre épileptiques simples et épileptiques aliénés : à ces derniers seuls elle réserve l'asile.

Depuis lors, les pouvoirs publics ont constamment tenu la main à la stricte observance de ces prescriptions. Ils se sont invariablement opposés à toutes les tentatives faites en sens contraire par les Assemblées départementales. Et chaque fois que l'Administration supérieure a eu officiellement connaissance de l'internement d'un épileptique simple dans un asile, elle a immédiatement ordonné l'élargissement.

(1) Lapointe, Des épileptiques simples et de leur hospitalisation (*Ann. méd psych.*, mai 1886).

A vrai dire, pour justifier cette rigueur, on ne saurait faire valoir de nos jours l'argument qui parut décisif lors de la discussion de la loi. On craignait alors d'imposer d'un coup aux contribuables des charges trop onéreuses en édictant l'obligation d'assistance à la fois pour les épileptiques et pour les aliénés : aujourd'hui, les Conseils généraux s'offrent d'eux-mêmes à supporter ces dépenses. C'est sur des considérations d'ordre technique qu'on s'appuie surtout [1] pour maintenir en vigueur les dispositions législatives précitées.

« L'accord est complet, écrit M. Vigouroux, sur les multiples inconvénients que présente le mélange des épileptiques même délirants avec les autres aliénés [2]. » Dès 1854, Delasiauve s'élevait contre « cette promiscuité, justement l'objet de la réprobation générale » [3]. Et, en principe tout au moins, les asiles français doivent réserver un quartier distinct à l'usage de leurs aliénés épileptiques [4].

L'observation et l'expérience ont, en effet, montré combien ces contacts étaient fâcheux. Le caractère susceptible, taquin, querelleur et violent de l'épileptique le rend d'un commerce très peu agréable aux autres aliénés. Ses crises convulsives leur inspirent de la répulsion; il s'en rend compte, il en souffre, il éprouve contre eux de la rancune. Ou bien, perdant totalement le souvenir de ses états mentaux, il est porté à se croire, dans l'intervalle de ses moments de trouble, un être plus normal que ceux qui l'entourent. C'en est assez pour expliquer les froissements, les conflits si fréquents dans les quartiers d'asile

---

[1] Sans en faire état, nous ne saurions passer sous silence les raisons d'ordre sentimental qui ont été invoquées contre l'internement de l'épileptique à l'asile. Lasègue, qui, cependant, acceptait ce « compromis louable », ajoutait : « L'asile d'aliénés n'est qu'une ressource suprême et non moins défaillante que les autres. A un supplice inconscient, on ajoute le supplice conscient d'une cohabitation avec des malades sans parité. C'est comme un avertissement odieux de la destinée dont l'avenir a charge, une sorte de mise en demeure de se préparer à la folie prochaine. » (*Archives gén. de médecine*, décembre 1877). M. Crocq proteste contre cette « tare imméritée » et M. Masoin y voit un mélange inacceptable d'illégalité, d'*inhumanité* et de difficultés (Acad. de Bruxelles, séances des 24 février et 27 octobre 1894).

[2] Vigouroux, *loc. cit.*

[3] Delasiauve, *Traité de l'épilepsie*, p. 513.

[4] Tous les médecins sont d'accord sur la nécessité de séparer les épileptiques des autres aliénés; en fait, cette séparation se trouve réalisée dans la presque totalité des asiles français. Dans un certain nombre, néanmoins, les épileptiques sont encore confondus dans un seul et même quartier, tantôt avec les malpropres, tantôt, mais beaucoup plus rarement, avec les agités. » Constans, Lunier, Dumesnil, *Rapport général sur le service des aliénés*, 1874, p. 93.

et que Bodelschwingh a signalés avec tant de vérité ([1]). Et l'on comprend que, malgré l'invite de M. Lapointe ([2]), l'exemple et la pratique de Legrand du Saulle aient trouvé peu d'imitateurs :. « en face d'un épileptique intelligent, plein de cœur, armé pour la lutte, » Legrand du Saulle n'hésitait pas à entrer « dans les voies de l'illégalité »; il forçait de parti pris la note mentale, il lui « jetait sur les épaules la livrée du délire » ([3]), il le faisait interner à l'asile. Il ne nous dit pas combien de temps il y restait.

L'asile pour les délirants, l'hospice pour les incurables, l'hôpital pour les aigus, le secours à domicile ou le patronage familial pour les améliorés et les privilégiés, telles sont donc, à l'heure actuelle, les ressources dont dispose l'assistance, tel est l'emploi qu'elle peut en faire à l'usage des épileptiques. Et il apparaît immédiatement qu'elle n'a rien préparé, rien prévu pour l'épileptique que nous avons dit *ordinaire*, pour celui dont nous avons narré en détail la vie difficile et pour qui nous avons essayé d'établir la nécessité de l'assistance. C'est pour combler cette lacune qu'on a depuis longtemps réclamé, en quelques endroits créé, des *établissements spéciaux pour épileptiques*.

A de rares exceptions près ([4]), tous les auteurs sont d'accord sur l'opportunité et l'utilité de pareille institution; ils se divisent sur le rôle et l'importance qu'on lui doit attribuer. Les uns ne veulent voir dans l'organisme nouveau que le complément nécessaire et suffisant des rouages déjà existants; les autres rêvent d'en faire l'organe unique d'un système complet d'assistance.

Les adeptes de cette dernière conception (Wildermuth, Rieger, Hambursin, Peeters, Ph. Rey, Ewart, Peterson, Marandon de Montyel, Vigouroux, etc.) affirment que toutes les distinctions administratives qu'on a tenté d'établir entre les diverses catégories d'épileptiques « ne reposent sur aucune base scientifique sérieuse » ([5]), qu'elles restent artificielles, factices, pour le moins secondaires; ils acceptent et prennent pour devise le

---

([1]) *In* Rieger, Des établissements spéciaux, etc. (*Irrenfreund*, 1885).
([2]) Lapointe, *loc. cit.*, p. 407.
([3]) Soc. médico-psych., 28 octobre 1878.
([4]) MM. Semal et Lapointe, par exemple, *loc. cit.*
([5]) Bourneville, *Congrès national d'assistance*. Lyon, 1894, p. 417.

mot de Delasiauve : « épileptiques avant tout. » Dès lors, pour se mettre en harmonie avec les besoins variés d'une clientèle si étendue, l'établissement spécial devra remplir certaines conditions d'aménagement et de sectionnement que M. Bourneville résume comme suit : « L'asile spécial doit comprendre des salles ordinaires pour les épileptiques « tranquilles », pour les « demi-tranquilles » et, en outre, des réfectoires et des ateliers... De plus, comme l'épileptique est sujet à des « périodes d'excitation qui peuvent aller jusqu'à la manie furieuse, il faut des chambres d'isolement, un « quartier de cellules ». Et, comme les accès peuvent aboutir à la démence la plus complète, il faut un quartier ou une salle de « gâteux »... Enfin, l'épileptique est sujet à des accidents graves (état de mal, plaies, fractures, etc...) et à des maladies intercurrentes qui nécessitent une « infirmerie » et, pour les « maladies contagieuses », un pavillon particulier. Nous ne parlons pas des services généraux, des bains, des douches, des préaux découverts et couverts, vastes et avec des subdivisions, en raison de l'irritabilité de ces malades. Nous signalerons seulement la nécessité d'avoir un domaine suffisant pour le travail horticole et agricole (¹). »

MM. Jolly, Pelman, Masoin, Lacour, Carrier, etc., émettent pour l'établissement projeté des prétentions plus modestes. Ils prévoient simplement, outre les services généraux et les moyens usuels de travail, une division d'adultes pour chaque sexe, une section spéciale pour les enfants. C'est qu'ils se refusent à admettre dans la population de l'établissement tous les éléments qui peuvent être une cause permanente de trouble ou d'embarras : ils laissent les gâteux à l'hospice, les délirants à l'asile, ils n'ont en vue que les seuls épileptiques *simples*. Et ce départ, souvent « difficile à établir scientifiquement », leur paraît « pratiquement possible : il semble s'imposer » (²).

A quelque parti que l'on se range, il reste encore à faire choix, au point de vue de la *nature* de l'établissement entre les deux systèmes aujourd'hui en faveur : les *colonies autonomes* et les *quartiers annexes aux asiles*.

Les colonies autonomes, agricoles et industrielles, préconisées de nos jours par MM. Peeters, J.-J. Crocq, Ewart, Peterson, Marandon de Montyel, Vigouroux, etc., se recommandent

(¹) Bourneville, *Congrès d'assistance de Lyon*, p. 420.
(²) Alb. Carrier, *Congrès d'assistance de Lyon*, p. 413.

de l'autorité de Ferrus et de Delasiauve (1849) et surtout de l'exemple célèbre de Bielfeld.

Il n'est pas inutile et il est intéressant de rappeler ici, avec quelque détail, l'histoire si curieuse de cette colonie-type, tout entière l'œuvre du pasteur von Bodelschwingh.

« En 1865, le Conseil provincial de Westphalie chargea une Commission d'hommes dévoués de Bielfed, de s'occuper du sort des épileptiques. En conséquence, on fit l'acquisition d'une petite maison de paysans, située dans une forêt près de Bielfeld, et on y installa, le 15 novembre 1867, quatre garçons épileptiques » [1]. Le pasteur Simon fut mis à la tête de l'institution. La colonie minuscule devint un centre d'attraction tout naturel pour les épileptiques de la province et se développa si bien que, dès 1871, elle comptait 180 malades. Le pasteur von Bodelschwingh en prit à ce moment la direction, et, depuis lors, n'a cessé d'y consacrer des qualités rares d'organisation et d'énergie.

Il avait été décidé d'abord qu'on n'accepterait à la colonie que des enfants; mais des malades de tous âges se présentaient. Il était dur de les renvoyer. On fit appel à la charité publique; on agrandit l'établissement. « Dans ce but, on adopta pour système la réunion des épileptiques par groupes de dix ou douze malades du même sexe, qui devaient, autant que possible, avoir une vie commune au point de vue de l'instruction, de l'éducation, du travail et des récréations. Ce système eût été difficilement applicable dans un bâtiment unique destiné aux deux sexes; aussi fit-on l'acquisition de différentes maisons de paysans, dans lesquelles on logea ces groupes de malades avec leurs infirmiers ou infirmières. »

Plus le nombre des malades augmentait, plus difficile devenait la surveillance : comment recruter un personnel convenable et suffisant? Le pasteur von Bodelschwingh s'adressa à deux institutions confessionnelles : les diaconesses de Sarepta et les frères de charité de Nazareth se consacrèrent exclusivement aux soins des épileptiques de Bethel (c'est le nom qu'avait pris la colonie).

Il fallait organiser le travail. Le plus grand nombre des malades étaient agriculteurs : on acheta les terrains avoisinants.

[1] Bodelschwingh, *in* Rieger, Des établissements spéciaux pour les épileptiques (*Irrenfreund,* 1885, nᵒˢ 1, 2 et 3).

Puis, des ateliers furent aménagés pour les divers métiers; on en choisit d'abord les chefs parmi les malades eux-mêmes; l'expérience ne réussit pas, on dut prendre à gages des maîtres artisans. A l'heure actuelle, l'établissement a sa boulangerie, ses ateliers de menuiserie, de serrurerie, de tailleurs, de cordonniers, de potiers, d'ébénistes, sa tuilerie, etc...; des magasins, une pharmacie, une librairie, « le tout occupé par des épileptiques contents et faisant généralement très bien leurs affaires. »

La colonie possède : deux écoles, l'une pour les garçons, l'autre pour les filles, avec classes spéciales pour enfants arriérés; une bibliothèque avec un très grand nombre de livres scientifiques; une chapelle érigée en 1892; un théâtre, inauguré par l'empereur en 1897, avec une salle pouvant contenir 1,500 personnes et destinée aux représentations dramatiques, concerts, exercices de gymnastique, etc.

Chaque malade est toujours libre de quitter la colonie à son gré : 7 à 8 % à peine usent de cette latitude. Par contre, « le nombre des demandes d'admission est si élevé que toutes les places sont constamment prises » et que la colonie doit songer sans cesse à s'agrandir.

Quelques chiffres donneront un aperçu du développement progressif de la population de Béthel :

1867 . . . . 4 malades.
1871 . . . . 180 —
1885 . . . . 800 —
1891 . . . . 1,200 —
1900 . . . . 3,000 —

Les constructions ont évidemment suivi une expansion parallèle :

SECTION DES FEMMES	Malades.	SECTION DES HOMMES.	Malades.
Grande et petite Béthanie. .	50	Grand et petit Hermon . . .	45
Bethel	233	Bersaba	23
Silaah	60	Bethphage	25
Emmaüs	49	Thatira	25
Petit Bethel	100	Gilgal	30
Sunem.	28	Pniel.	14
Nouveau Bethel	30	Horeb	23
Carmel	45	Jaffa.	8
Bethabara, etc.	80	Petit Nazareth, etc., atelier de menuiserie.	

L'établissement dispose, en outre, de trois hôpitaux :

Nebo, pour les maladies physiques;

Morija, pour les agités;

Jéricho, pour les déments, idiots, gâteux, etc.

Enfin, des fermes situées à 2 ou 3 kilomètres de distance reçoivent des pensionnaires payants : Eichhof (12 à 15 pensionnaires payant de 1,500 à 3,000 marks), Réhoboth, Ophra, etc.

Les dépenses sont couvertes en tout premier lieu par le produit du travail des malades. « Leur activité a créé, dit Bodelschwingh, une grande partie des ressources alimentaires de la colonie, et de grandes étendues de terres défrichées et de prés nouveaux témoignent du zèle de nos colons. » A cette recette principale viennent s'ajouter les dons volontaires, les subventions consenties par les unions régionales pour entretenir les épileptiques dont elles ont charge, enfin le prix de pension des malades payants.

Le traitement se borne exclusivement à là bromuration.

L'exemple de Bielfeld n'est pas resté isolé, et une expérience vieille de trente-cinq ans a paru assez concluante pour que, dans certains pays, des institutions d'Etat aient été organisées sur le modèle de Bielfeld. Citons : en Allemagne, Wuhlgarten, fondée en 1885 pour 1,100 malades, Uchtspringe, créé et dirigé par le Dr Alt; en Amérique, Gallipoly (1892) dans l'Ohio; Craigs Colony (1896), dans l'Etat de New-York, etc.; en Angleterre, Chalfont-Saint-Peter (1894).

Placées à la campagne, autant que faire se peut à proximité d'une grande ville pour faciliter le ravitaillement comme l'écoulement des produits, ces colonies se composent de petites constructions, de villas, de cottages variables d'architecture et d'aspect suivant leur destination : école, ateliers, ferme, infirmerie, laboratoires d'études et de recherches, etc... Lorsque, comme c'est la règle, elles reçoivent indifféremment tous les épileptiques sans distinction, sans épithète, elles possèdent en outre un hôpital et des pavillons spéciaux pour agités et pour gâteux.

Avec de tels moyens et un tel outillage, joignant au précieux bénéfice de la vie familiale les avantages de l'hospitalisation, les colonies d'épileptiques s'imposeraient assurément comme mode idéal d'assistance, si elles n'étaient passibles d'un reproche grave : dans l'état actuel des choses, les frais de premier établissement qu'elles exigent seraient évidemment considérables. Sans doute, on opposera ici encore l'exemple de Bielfeld, qui, presque sans ressources initiales, par le seul travail des colons aidé de quelques subventions, est devenu une institution énorme, florissante, se suffisant presque à elle-même. Et l'argument a de la valeur : il prouve qu'en principe une colonie agricole et industrielle peut se développer à peu de frais. Malheureusement, à ce point de vue, l'exemple de Bielfeld n'a pas été suivi : les colonies similaires créées ultérieurement de toutes pièces ont absorbé des crédits très élevés (Uchtspringe, par ex. 3,152,000 marks). Peut-on espérer qu'il en serait différemment en France, le jour où un texte de loi prescrirait l'établissement de colonies pour épileptiques? En tout cas, les pouvoirs publics paraissent peu disposés à entrer dans la voie nouvelle où l'on veut les engager : lors de la discussion au Sénat du « projet de loi portant revision de la loi du 30 juin 1838 sur les aliénés », le Gouvernement fut vivement sollicité par la Commission sénatoriale de prendre à sa charge la création d'un établissement modèle pour épileptiques et idiots. Il s'y refusa énergiquement (1). Or, en France, — le département de la Seine excepté, — n'est-ce pas l'Etat seul qui peut faire les frais et subvenir aux besoins d'un organisme aussi considérable qu'une colonie autonome? Ainsi sans doute en aura jugé le Parlement; il n'aura pas cru pouvoir imposer aux départements les charges d'institutions spéciales, car, depuis lors, les rapporteurs successifs du projet en instance se sont tous ralliés, — quelques-uns à regret, — au système plus modeste, mais moins onéreux, des quartiers annexes (2).

L'idée n'est pas nouvelle de recevoir les épileptiques dans des établissements voisins, mais indépendants des asiles d'aliénés. Déjà émise par Pasquier, de Lyon, en 1835, et par Brierre de Boismont, en 1836, elle fut reprise et développée plus tard par les inspecteurs généraux Parchappe et Lunier; elle trouva

---

(1) Séance du 30 novembre 1886 (*Journal offic.*, Débats parlementaires, Sénat, p. 1333 et sq. — Nous aurons occasion de revenir plus tard et plus longuement sur cette question.

(2) A la vérité, il serait loisible à plusieurs départements de s'entendre pour créer et entretenir à frais communs un établissement régional qui pourrait être une colonie agricole et industrielle (art. 89 de la loi du 10 août 1871). Pareille initiative a été prise naguère (1892) par quelques départements du midi de la France (Bouches-du-Rhône, Gard, Hérault, Var et Vaucluse); il s'agissait d'instituer un établissement interdépartemental pour enfants arriérés. Malgré les efforts persévérants de M. Ph. Rey, son promoteur, le projet n'a pas abouti.

faveur auprès des deux premiers Congrès français des médecins aliénistes et du Congrès international d'assistance de 1889;
elle reçut enfin, sur rapport de M. Bourneville, l'entière approbation du Conseil supérieur de l'Assistance publique (séance
du 10 juin 1891). Certains Conseils généraux, d'ailleurs (Allier,
Loir-et-Cher, par exemple), sans attendre les injonctions éven-
tuelles de la loi, ont annexé à l'asile d'aliénés de leur départe-
met un quartier spécial d'épileptiques. Si bien qu'en France,
où il a recueilli il est vrai le plus de suffrages, le système des
quartiers-annexes se présente d'ores et déjà avec la sanction
d'une partielle mais suffisante expérience.

On ne peut dissimuler qu'il doive la particulière faveur dont
il jouit dans notre pays surtout aux avantages économiques
indéniables qu'il présente : utilisant les ressources de l'établissement principal (domaine agricole, ferme, ateliers, etc.) et
ses services généraux (service médical, administration, etc.),
le quartier-annexe n'exige que le minimum de frais d'installation et de dépenses d'entretien. Au demeurant, il répond —
aussi bien que l'asile et sans offrir les mêmes inconvénients —
aux *desiderata* essentiels de sa clientèle spéciale : surveillance
exacte, moyens variés de travail, soins éclairés. On reconnaîtra
même qu'il évite un reproche grave qu'on peut adresser au
système des colonies : il assiste le malade le plus près possible
de son domicile (¹); dans la règle, un quartier-annexe n'est
appelé à desservir qu'un département; une colonie autonome
suppose évidemment un rayon d'action beaucoup plus étendu.

Ces avantages paraissent décisifs; ils ont été contestés et le
système des quartiers-annexes a été l'objet de vives critiques.

« Les quartiers spéciaux, a-t-on dit, ne seront jamais que des
annexes , c'est-à-dire des installations secondaires, et il est fort
à craindre que le médecin traitant absorbé déjà par les
soins à prodiguer à de nombreux aliénés, peut-être plus
intéressants, dans tous les cas plus curables, n'ait pas le
loisir d'accorder aux épileptiques toute l'attention dont ils
ont besoin. Ils demandent précisément beaucoup de temps

(¹) C'est une règle primordiale en matière d'assistance. Qu'on se rappelle les pro-
testations soulevées par « la pratique barbare » des transferts que le département de
la Seine applique à ses aliénés. Même leur envoi dans les colonies familiales se
heurte encore à de sérieuses résistances, bien que, dès 1892, M. Marie ait obtenu des
réductions spéciales de transport pour les familles qui désirent rendre visite à leurs
malades.

et nécessitent une grande persévérance; la lutte contre l'épilepsie est difficile; qui ne s'y consacre pas entièrement ne saurait en sortir vainqueur. Aussi, aujourd'hui, les épileptiques, enfermés dans les quartiers que possèdent les asiles départementaux, ne sont-ils, presque partout, l'objet d'aucun traitement particulier. » Le reproche est grave, l'appréciation sévère : l'un et l'autre émanant de M. Marandon de Montyel (¹). Nous ne saurions les prendre à notre compte, notre expérience personnelle ne nous ayant pas permis, jusqu'ici, d'en vérifier la justesse.

La seconde objection élevée contre les quartiers-annexes nous paraît mieux fondée. On sait les inconvénients multiples qu'offre le mélange des épileptiques avec les aliénés. Or, « les épileptiques de l'annexe et les aliénés de l'asile se retrouveront côte à côte dans les ateliers, dans les services généraux, dans les terrains de culture, et les causes d'excitation, d'effroi pour les uns, de dispute et de rancune pour les autres, se reproduiront (²). » Remarquons cependant que les contacts ici seront moins prolongés, que le travail, par l'attention qu'il exige, par l'intérêt que parfois il suscite, constitue aux discussions et aux querelles un puissant dérivatif et qu'enfin les éléments capables d'être ainsi utilisés sont, sans conteste, les meilleurs de l'asile, à l'ordinaire convalescents ou chroniques calmes. Il reste néanmoins qu'il faudra au médecin beaucoup de doigté, aux chefs d'atelier et de culture beaucoup de tact pour accoupler et faire vivre en bonne harmonie épileptiques et aliénés.

Autre grief : « Les épileptiques hospitalisés à l'annexe seront sujets à des troubles intellectuels variés, à des périodes d'excitation et de dépression. Si on les sépare des autres épileptiques dits aliénés, il faudra que l'annexe qui les reçoit possède à son tour des divisions correspondant à ces différents états, à moins que les malades ne fassent la navette entre leur établissement spécial et l'asile proprement dit. Il faudra donc deux organismes spéciaux dans l'asile : dans la section spéciale des épileptiques aliénés où se trouveront mélangés des calmes, des excités, etc..., et dans l'annexe des épileptiques simples qui présentent ces mêmes états (³). »

(¹) De l'hospitalisation des épileptiques (*Ann. médico-psychol.*, janv. 1893, p. 53).
(²) A. Vigouroux, De l'hospitalisation des épileptiques (*Presse méd.*, 30 août 1899, p. 61).
(³) Vigouroux, *loc. cit.*

On ne saurait méconnaître la portée de l'argument. A notre sens cependant, il vaut moins contre le principe même que contre l'application actuellement faite en France du système des quartiers-annexes. Aussi longtemps que la législation qui nous régit n'aura pas été modifiée, l'annexe ne pourra recevoir et conserver que des épileptiques simples; d'où, évidemment, va-et-vient incessant de l'annexe à l'asile, de l'asile à l'annexe. Mais on peut concevoir, — comme le prévoyait d'ailleurs l'un des projets soumis au Parlement [1], — que l'annexe, convenablement aménagée, admette et retienne tous les épileptiques indistinctement; dès lors, plus de « navette », plus de double emploi. Bien au contraire, l'asile, débarrassé de ses épileptiques qui contribuent à l'encombrer, pourrait disposer pour d'autres fins du quartier spécial qu'ils y laisseraient vacant. Ainsi compris, le quartier-annexe échapperait au reproche assurément le plus sérieux qui lui ait été adressé; il serait même, pour l'établissement principal, d'un secours qu'en maints endroits on saurait apprécier.

Colonie autonome ou quartier-annexe, l'établissement spécial pour épileptiques devra, pour répondre le mieux à sa destination, présenter dans son aménagement et dans son organisation quelques particularités.

De l'avis unanime [2], il est de première nécessité que les bâtiments d'habitation soient installés à rez-de-chaussée : on évitera ainsi aux malades les dangers auxquels les exposent la montée et la descente des escaliers et l'on préviendra les risques de chute par les fenêtres au cours d'une attaque convulsive ou d'un état d'automatisme inconscient, par exemple. L'accès des locaux sera facile; leur mobilier léger, non rivé au plancher, non susceptible, par suite, de fournir le point d'appui résistant sur lequel se brise un membre convulsé; les angles seront arrondis, pour le moins émoussés, les lits bas et disposés, si possible, pour éviter les chutes pendant les crises nocturnes. D'ailleurs, pas de moyens de contention, qui trouvent chez les épileptiques leur plus légitime et leur plus formelle contre-

---

[1] Projet Bourneville. Le quartier-annexe comprendrait trois sections : tranquilles, agités, déments, plus une division spéciale pour les enfants.

[2] *Rapport des inspecteurs généraux pour 1874*, p. 93; Bourneville, *Rapport au Congrès d'assistance de Lyon*, p. 216-217; J. Sandret, *Construction des asiles d'aliénés*, p. 33, 1900, etc.

indication : récemment encore (¹), M. Charon rapportait plusieurs cas de fractures graves qu'on peut inscrire à l'actif de la camisole et des entraves, appliqués à des comitiaux solidement fixés sur des fauteuils de force. Aux agités et aux furieux, on réservera donc des chambres d'isolement.

Beaucoup plus discutée est la question de savoir si l'établissement spécial pour épileptiques pourra sans inconvénients recevoir des idiots. On aperçoit, sans qu'il soit besoin d'insister, les avantages économiques que comporte pareille fusion. Or, Wildermuth, qui dirige la colonie mixte de Stetten, s'exprime en faveur de ce mélange; il a remarqué que la plupart des jeunes épileptiques qui sollicitent leur admission dans la colonie, se trouvent dans un état intellectuel tel, que le système d'éducation et d'instruction qui convient aux faibles d'esprit leur est parfaitement applicable. Bodelschwingh est d'un avis différent. Il reconnaît bien que des épileptiques idiots et des idiots non atteints de haut mal peuvent sans inconvénients être élevés ensemble; mais « il en est tout autrement, dit-il, pour les enfants épileptiques dont l'intelligence est intacte, et dont les parents s'opposent à un placement dans une institution qui serait un établissement pour idiots, alors même que cet établissement aurait des quartiers spéciaux pour les épileptiques » (²). Il en sera de même a fortiori pour les épileptiques adultes non atteints d'idiotie. Nous déclinons évidemment toute compétence pour trancher dans un sens ou dans l'autre la controverse; aussi bien serait-il posible de concilier dans une certaine mesure les deux thèses opposées : on réserverait aux adultes, plus sensibles aux contacts déplaisants, des établissements distincts; on réunirait, au contraire, les enfants dans une même institution médico-pédagogique, comme le fait déjà M. Bourneville à Bicêtre, on sait avec quel succès.

On voit combien variée peut être la conception de l'assistance nécessaire à l'épileptique. Les uns demandent qu'on le laisse vivre dans le milieu normal, la plupart estiment qu'il faut l'hospitaliser. Celui-ci le veut à l'hôpital, celui-là à l'hospice et cet autre à l'asile. Lui réserve-t-on un établissement spécial?

(¹) Charon, *Ann. méd.-psychol.*, juillet 1899, p. 24.
(²) *In* Rieger, *loc. cit.*

On discute sur sa destination, sur sa nature, sur son rôle. En présence de tant d'avis divers et si contradictoires, il paraîtra naturel qu'on hésite à formuler des conclusions absolues. Aussi bien une telle entreprise serait-elle encore prématurée. Pour éclairer notre religion nous pouvons encore avoir recours à d'autres éléments d'appréciation; nous les tirerons, croyons-nous, d'une étude, rapide mais complète, des efforts et des essais déjà tentés en France pour assister les épileptiques.

ÉTAT ACTUEL DE L'ASSISTANCE EN FRANCE [1]

Sous cette rubrique, nous avons cru pouvoir réunir des données d'ordre différent et de caractère quelque peu disparate.

D'abord, des documents statistiques. Aussi bien leur importance est-elle primordiale.

Nous avons dit la gravité des conséquences individuelles de l'épilepsie et combien sombre pouvait être son pronostic; il nous reste, pour établir le rang auquel elle a droit dans les préoccupations publiques, à déterminer un autre facteur, à savoir : l'extension qu'elle a prise aux dépens du corps social tout entier. Et l'on verra que, s'il y aurait certes exagération notoire à prétendre que l'épilepsie doive être placée sur le même plan que la syphilis, l'alcoolisme, la tuberculose, par exemple, ce serait une erreur non moins évidente de croire qu'elle est assez discrète, assez rare pour que la société puisse, sans inconvénients, s'en désintéresser.

D'un autre point de vue, les données numériques méritent

---

[1] Il serait évidemment du plus haut intérêt et de la plus grande utilité pour l'objet de notre étude de connaître de façon exacte sous quelle forme s'est posée dans les différents pays civilisés la question de l'assistance des épileptiques, comment elle a été abordée, si elle a été résolue. Les éléments d'information et d'appréciation que nous possédons à cet égard restent encore insuffisants et incomplets. Il serait cependant possible, avec les matériaux existants, de tracer au moins l'esquisse d'un tableau d'ensemble de l'assistance des épileptiques dans les divers pays. Nous ne saurions l'entreprendre ici sans agrandir démesurément le cadre déjà si vaste de ce rapport. Nous nous bornerons donc à la France et nous renverrons, pour plus amples informations, aux rapports si complets de MM. Masoin à l'Académie de médecine de Belgique (1887 et 1889), et Bourneville au Congrès d'assistance de Lyon (1894). Le compte rendu du premier Congrès de l'Union américaine pour l'assistance des épileptiques (*Transactions of the national Association for the study of epilepsy and the care treatment of epileptics*, Washington, mai 1901), renferme aussi des renseignements intéressants.

une particulière attention. Le principe admis de l'organisation
pour les épileptiques d'une assistance spéciale, une première
difficulté surgit : quelle importance faudra-t-il attribuer au nouveau service, quel développement est-il susceptible d'acquérir
et peut-on prévoir à l'avance la population future des institutions à créer? Autant de questions dont la réponse implique
l'exacte notion du nombre et de la répartition géographique
des épileptiques. Et l'on se convaincra qu'ici encore nous sommes, à l'heure actuelle, bien dépourvus. Il ne semble pas que
ce point spécial ait retenu l'attention des statisticiens : les traités classiques de géographie et de statistique médicales ne con-
sacrent à l'épilepsie que de courtes mentions et le sujet n'a
inspiré jusqu'à ce jour qu'une seule étude d'ensemble due à
M. Morselli [1].

Au surplus, les renseignements que nous réclamons sont plus
spéciaux encore. Peu nous importe, à la rigueur, la statistique
globale des épileptiques d'un département donné; mais nous
voulons surtout savoir combien parmi eux se trouvent dans
une situation clinique et dans une condition sociale telles qu'ils
aient éventuellement besoin d'assistance. Or, pour obtenir sur
ce point d'utiles indications, c'est à des opérations de recensement beaucoup plus complexes qu'il eût fallu se livrer. Lorsque la question se posa en Allemagne, le Congrès des aliénistes
tenu à Weimar vota la résolution suivante : « Il convient, dans
les régions où l'on veut préparer l'assistance des épileptiques,
avant tout, de dresser une statistique en recensant ces malades
d'après leur âge, leur sexe, leur état physique et mental, ainsi
que d'après leurs moyens d'existence [2]. » C'est de pareilles en-
quêtes que nous serions curieux de connaître les résultats :
nous ne pourrons en produire qu'un petit nombre.

Nous voudrions avoir à signaler ensuite les lois et règlements
relatifs à l'assistance des épileptiques : nous n'aurons encore
qu'à analyser les propositions et les discussions diverses auxquelles cette assistance a donné lieu devant les corps élus, et
nous dirons comment, en attendant que leur situation soit
régularisée par un texte officiel, on en use, dans la pratique

---

[1] Morselli, Intorno al numero ed alla distribuzione geografica delle frenopatie
in Italia, ch. IV; Dati statistici sull' epilessia (*Archivio italiano per le malatie ner-
vose, etc.*, 1882).

[2] Congrès annuel de la Société des médecins aliénistes allemands, session de
Weimar, 1891, séance du 19 septembre.

à l'égard des épileptiques, si, et dans quelle mesure, la bienfaisance privée supplée à l'insuffisance ou à la pénurie des secours publics.

Nous dresserons enfin une nomenclature des institutions particulièrement destinées aux épileptiques, en réservant aux plus importantes d'entre elles une notice spéciale.

1° *Statistique*. — « Il n'a jamais été fait en France de recensement général des épileptiques. » Cette assertion, émise par l'inspecteur général Lunier (¹) en 1881, n'a pas cessé d'être exacte. « On a reculé, sans doute, devant les difficultés de l'opération, qui ne pouvait guère, en effet, être effectuée d'une manière sérieuse que par le corps médical lui-même, ou tout au moins avec son intervention. » Mais, à défaut d'un travail d'ensemble, nous possédons des éléments importants d'appréciation tirés des procès-verbaux des Conseils de revision, des rapports annuels des asiles, des résultats de dénombrements partiels, opérés dans quelques départements, etc. C'est en utilisant et en mettant en œuvre ces matériaux d'origine diverse que plusieurs auteurs ont essayé d'établir, approximativement, le nombre et la répartition des épileptiques en France.

Les premiers résultats obtenus par Rayer, Georget, Boudin, restèrent bien imprécis et bien vagues. Chervin et Burlureaux se bornèrent à établir un classement, une comparaison entre les départements au point de vue de la fréquence de l'épilepsie. Lunier seul, par des recherches laborieuses conduites avec une méthode sévère, a réussi à établir une évaluation très approchée du chiffre total des épileptiques en France : d'après lui, la proportion, pour la France entière, serait de 9,203 épileptiques pour 10.000 habitants, proportion qui correspondait alors au chiffre de 33.225 épileptiques.

D'ailleurs, ces 32.225 épileptiques se répartiraient de façon très inégale entre les diverses régions de la France, l'épilepsie étant manifestement plus fréquente dans le Midi que dans le Nord.

« Dans le Midi, il y a deux grands groupes où l'épilepsie paraît sévir avec une intensité remarquable. C'est, d'une part, la Corrèze, le Cantal, la Haute-Loire, l'Ardèche, le Gard, l'Hé-

(¹) Lunier, Des épileptiques : des moyens de traitement et d'assistance qui leur sont applicables (*Ann. médico-psychol.*, mars 1881).

rault, l'Aveyron, ayant pour centre et pour sommet la Lozère; d'autre part, le Gers, les Hautes-Pyrénées, l'Ariège, l'Aude, les Pyrénées-Orientales, avec les Landes et la Haute-Garonne pour sommet. Le Tarn, et surtout le Lot et le Tarn-et-Garonne, qui séparent ces deux groupes au nord, ne présentent qu'une moyenne très basse.

» Dans le Nord, il y a surtout trois centres qui se font remarquer par une moyenne plus élevée que celle des départements voisins. Ce sont, à l'ouest, l'Ille-et-Vilaine, la Loire-Inférieure, le Maine-et-Loire, la Vendée et les Deux-Sèvres; au nord, la Seine-Inférieure, l'Eure, la Seine, l'Oise, la Seine-et-Oise et la Seine-et-Marne; au centre, le Loir-et-Cher, le Cher, l'Allier et la Creuse [1]. »

Pour fixer, même approximativement, le chiffre global des épileptiques qui ont besoin d'assistance, les documents font presque totalement défaut. Nous n'avons de renseignements précis qu'en ce qui concerne les aliénés, et c'est encore à Lunier que nous les empruntons. Au 1er janvier 1878, il y avait dans les.asiles de France 3,547 épileptiques internés comme aliénés (1,887 hommes, 1,660 femmes). A la même date, 1,650 environ étaient hospitalisés en divers endroits. Pour les autres, Lunier « estime que 10,000 au moins (c'est-à-dire plus de un tiers) devraient être placés dans des établissements spéciaux ».

Cette proportion, valable pour la France entière, varie évidemment suivant les différentes régions, en rapport avec la fréquence qu'y présente l'épilepsie et aussi avec la situation économique particulière de la contrée. Ici encore nous ne possédons que de rares documents. Sans doute, il a été procédé dans quelques départements (Eure, Sarthe, Tarn-et-Garonne, Nord, par exemple) au dénombrement des épileptiques, mais sans que le point de vue qui nous intéresse ait été spécialement envisagé. Cependant M. Lapointe, dans le recensement auquel il se livra en 1879, des épileptiques de l'Allier (480 pour la totalité du département, soit 11,69 sur 10,000 habitants), évaluait à un tiers environ le nombre des indigents ayant des droits à l'assistance. Nous pouvons apporter, pour notre part, les résultats d'une enquête analogue, pratiquée en 1899 dans le Loir-et-Cher : le nombre total des épileptiques du département s'élevant à 270 environ (soit 9,91 sur 10,000 habitants), 46 étaient

[1] Chervin, *Congrès international d'assistance*, 1889, t. II, p. 278-279.

internés comme aliénés à l'asile de Blois et 78 furent signalés comme étant susceptibles de placement hospitalier.

Sans doute, avec ces seuls éléments, il serait risqué d'essayer d'établir une formule qui puisse, le cas échéant, servir de base à un projet d'organisation quelconque — nationale, régionale, départementale — de l'assistance des épileptiques en France; il nous semble cependant que, provisoirement et en ne lui attribuant que la valeur d'une indication, la proposition suivante, très simple, pourrait être considérée comme se rapprochant le plus de la réalité : *Il y a en France, sur 10,000 habitants, 9 épileptiques, dont 3 « assistables »*.

2° Législation. — Il n'existe dans la législation française aucune disposition relative à l'assistance des épileptiques, et l'on peut redire aujourd'hui encore avec Parchappe : « La charité publique n'est pas organisée en France de manière à offrir à cette classe de malades les secours de traitement médical, de refuge et de protection auxquels elle a droit, au même titre que les autres infortunes immémritées [1]. » Or, c'est dans notre pays peut-être que la question a provoqué le plus d'intérêt, éveillé le plus de sollicitude et suscité, depuis le plus longtemps, les plus nombreux efforts.

A Ferrus revient l'honneur d'avoir le premier réclamé des mesures spéciales en faveur des épileptiques. Dès 1834, il demande que, dans les asiles, on les surveille avec moins de « rigueur », qu'on les place dans une section à part, qu'ils jouissent « de quelque liberté de plus »; il recommande de ne pas les laisser « séjourner indéfiniment dans l'hospice, ou bien, si le malheur de leur position et l'impossibilité d'être surveillés convenablement hors de l'hospice portent à les y conserver », de les soumettre à une discipline plus douce et surtout de les occuper à quelques travaux utiles. « Cette règle, dictée par la loi du 16 messidor an VII, ne serait pas seulement équitable, elle serait encore propre à empêcher les progrès de leur fatale maladie [2]. »

Quelques années plus tard, appelé à donner son avis pour l'élaboration de la loi de 1838, Ferrus n'eut garde d'oublier les épileptiques. Il voulait que la législation intervînt par un

[1] Parchappe, *Des principes à suivre*, etc., p. 6, 1853.
[2] Ferrus, *Des aliénés*, p. 305, 1834.

codicille et créât pour eux une organisation générale d'assistance; qu'on les hospitalisât, sans les séquestrer, dans des refuges à eux seuls consacrés, véritables colonies agricoles sur le
modèle de la ferme Sainte-Anne. Il avait réussi à obtenir pour
son projet l'appui du Gouvernement. Mais une opposition,
composée surtout de membres des Conseils généraux, se forma
pour ne pas créer, par cette clause, une nouvelle charge pour
les contribuables, et le codicille fut écarté.

Tout l'effort tendit, dès lors, à obtenir une réglementation
spéciale en faveur des épileptiques. C'est à quoi s'employèrent
tour à tour Aubanel (1), Parchappe (2), Delasiauve (3), R. Dagonet (4), etc. Mais ces réclamations si autorisées ne trouvèrent
pas le crédit auquel elles pouvaient prétendre. A preuve la
véhémente protestation de Lasègue (5) : « La société s'est désin-
téressée de la pire infirmité qui puisse atteindre un homme;
son assistance lui est « prodiguée » d'une main avare et comme
à regret... Il y a assez longtemps que j'assiste à cette lutte de
l'épileptique contre la misère et de la société contre l'épileptique; j'y ai dépensé mon meilleur vouloir et je suis encore à
trouver un homme administratif qui ait prêté l'oreille à ces
revendications. » La discussion qui se poursuivit l'année suivante devant la Société médico-psychologique (6) ne devait pas
avoir plus d'écho : Legrand du Saulle et Delasiauve plaidèrent
avec chaleur une cause qui leur était chère, Lunier produisit
des documents précis, inattaquables; un vœu fut émis, qui
resta platonique. Et Legrand du Saulle, découragé, écrivait à
M. Lacour : « Par ce dont je suis témoin, je ne crois pas à la
possibilité d'une loi spéciale. Le Conseil d'Etat qui élabore les
lois ne sort pas de ce raisonnement : ou l'épileptique est fou
et il faut le séquestrer, ou il n'est pas fou et il importe de le
traiter comme convulsif dans les hôpitaux ordinaires (7). »

Etant données ces dispositions peu favorables des pouvoirs
publics, il est probable que l'assistance des épileptiques en
France fût restée longtemps encore à l'état de mythe sans la

(1) Aubanel, *Gaz. méd.*, 1839.
(2) Parchappe, *loc. cit.*
(3) Delasiauve, Traité de l'épilepsie, 3ᵉ partie. (*Médecine légale*, p. 510-513.)
(4) Dagonet, *Ann. méd.-psychol.*, novembre 1865, p. 379-406.
(5) Lasègue, *Arch. gén. de méd.*, décembre 1877, p. 744.
(6) *Société médico-psychologique*, octobre 1878-mars 1879.
(7) *In* Lacour, *Congrès des aliénistes*, Lyon, 1891.

campagne de revision de la loi de 1838. Un décret en date du 10 mars 1881 instituait une Commission extra-parlementaire « chargée d'étudier les réformes que peuvent comporter la législation et les règlements concernant les aliénés ». L'occasion s'offrait, unique, de combler une lacune des plus regrettables d'une œuvre par ailleurs tant discutée. Dans le moment même où paraissait le décret, l'inspecteur général Lunier ([1]) publiait un lumineux mémoire ([2]), où il résumait en quelques pages concises les conclusions qu'il avait su faire triompher devant la Société médico-psychologique. Il demandait la création « dans le voisinage d'un certain nombre d'asiles d'aliénés de quartiers destinés à recevoir les épileptiques de la région... », « quartiers spéciaux qui deviendraient rapidement autant de centres où les épileptiques non hospitalisés viendraient chercher des indications thérapeutiques et au besoin même des médicaments dont ils pourraient faire usage sans être obligés de quitter leurs occupations... Mais, ajoutait-il, je voudrais quelque chose de plus : il me paraîtrait désirable que l'Etat fît pour les épileptiques ce qui a été réalisé pour les aveugles, les sourds-muets et les aliénés, et qu'il créât de toutes pièces un ou plusieurs établissements spéciaux où seraient reçus, à des prix de pension modérés, comme à Charenton, les épileptiques des deux sexes curables ou incurables qui ne pourraient être admis ni dans les asiles d'aliénés, ni dans les hôpitaux ordinaires. » Et il terminait en démontrant, « quel que soit le parti qu'on adopte, la nécessité d'une prompte solution, afin qu'on ne laisse pas plus longtemps une classe nombreuse et intéressante à tous égards, d'infirmes et de malades, dans une sorte d'abandon qui est indigne d'un grand pays. »

Plus heureux que jadis Ferrus, Lunier obtint pour son projet l'entière adhésion du Parlement : la Commission du Sénat entrant dans ses vues comprenait les épileptiques dans les catégories de malades ou d'infirmes visés par la loi nouvelle, et proposait aux délibérations de cette Assemblée le texte suivant :

ARTICLE PREMIER. — ..... Les aliénés réputés incurables, les idiots, les crétins, les *épileptiques* peuvent être admis dans ces établissements (asiles d'aliénés) tant qu'il n'a pas été pourvu à leur placement dans des maisons de refuge, des colonies ou autres établissements appropriés.

([1]) D'ailleurs, membre de la dite Commission.
([2]) Lunier, Des épileptiques, etc. (*Ann. méd.-psychol.*, mars 1881, p. 217-237).

L'État fera construire un ou plusieurs établissements spéciaux pour l'éducation des jeunes idiots ou crétins et *pour le traitement des épileptiques.*

Ce fut, cette fois, le Gouvernement qui se montra hostile, en partie du moins, à ces propositions. Par l'organe de M. Sarrien, ministre de l'Intérieur, il repoussa absolument le principe de toute obligation de l'Etat en cette matière, estimant, d'ailleurs, en fait, que « l'utilité de la création immédiate de pareils établissements n'était pas, jusqu'ici, absolument démontrée » [1]. MM. Dupré et Th. Roussel insistèrent : ils reçurent seulement la promesse que les idiots et les épileptiques seraient compris « dans le programme des études auxquelles se livrait alors l'Administration en vue d'apporter des compléments et des améliorations au régime d'éducation des jeunes aveugles et des sourds-muets » [2]. A la suite d'un renvoi, la Commission, prenant acte de cette promesse, — bien anodine, — consentit à la suppression du paragraphe incriminé, et, sur sa proposition, le Sénat adopta une disposition additionnelle mettant à la charge des départements et des communes les dépenses de traitement des aliénés incurables, idiots, crétins et épileptiques, qui seraient placés dans des établissements spéciaux.

D'ailleurs, la nouvelle rédaction adoptée par le Sénat en seconde lecture [3] spécifie mieux le caractère des établissements dont elle prévoit la création : ils seront « appropriés spécialement à l'isolement et au traitement des épileptiques » (art. 1, paragraphe 2) et « soumis à la surveillance instituée par la loi, dans la mesure déterminée par un règlement d'administration publique » (art. 1, paragraphe 3).

Sans doute, le projet voté par le Sénat n'accorde pas aux épileptiques tous les avantages que Lunier avait réclamés pour eux : il leur refuse le bénéfice d'une institution nationale, organisée avec les ressources d'installation et de fonctionnement dont l'Etat seul dispose; il ne précise en aucune façon la *nature* des établissements qu'il leur destine, et il n'impartit, pour leur création, aucun délai aux collectivités qui en prennent la charge. Tel qu'il est cependant, avec ses imperfections ou ses lacunes, il marque, dans la cause des épileptiques, un réel

[1] M. Cazelles, commissaire du gouvernement. Séance du 27 novembre 1886 (*Journ. offic.* du 30 novembre 1886. Débats parlementaires, Sénat, p. 1319).
[2] Sénat, Séance du 30 novembre 1886.
[3] Séance du 11 février 1887.

progrès : désormais, le principe de l'assistance obligatoire et spéciale des épileptiques peut être considéré comme définitivement admis.

Adopté par le Sénat le 11 mars 1887, le « projet de loi portant revision de la loi du 30 juin 1838 » fut introduit à la Chambre des députés le 24 juin de la même année; il n'est pas encore venu en discussion. Depuis lors, cinq législatures se sont succédé [1], cinq Commissions ont été nommées, plusieurs rapports déposés [2]. Toujours et partout a été maintenue l'incorporation au projet à l'étude de mesures visant les épileptiques.

La Commission nommée le 5 juin 1888 apporta à l'article premier du projet dont elle était saisie de notables modifications; M. Bourneville, son rapporteur, fit prévaloir devant elle le texte suivant :

« ... Les asiles publics doivent comprendre deux quartiers annexes destinés au traitement, l'un des épileptiques, l'autre des crétins et des idiots.

» Les épileptiques, les idiots et les crétins continueront à être admis dans les asiles d'aliénés en attendant l'ouverture de quartiers spéciaux.

» Dans un délai de dix ans, les départements devront ouvrir des établissements spéciaux ou des sections spéciales destinées au traitement et à l'éducation des enfants idiots, imbéciles, arriérés, crétins, épileptiques ou paralytiques. Plusieurs départements pourront se réunir pour créer ces établissements ou sections. »

Précis et clair, le texte de M. Bourneville ne comporte aucun commentaire; soulignons seulement les dispositions qui le caractérisent :

1° Il n'établit aucune distinction entre les épileptiques d'après leur état physique ou mental : il les reçoit tous dans le même établissement;

2° Il distingue soigneusement les adultes des enfants : pour les premiers, il adopte exclusivement le système des quartiers-annexes; pour les seconds, il laisse le choix entre les établissements autonomes et les sections d'asile [3];

---

[1] 4e législature (1885-1889); 5e (1889-1893); 6e (1893-1898); 7e (1898-1902).

[2] Rapports Bourneville (1889); Lafond (1891 et 1894); Dubief (1896-1898-1902).

[3] M. Bourneville estime aujourd'hui pour les enfants qu'il faut renoncer aux quartiers ou sections d'asile : « Nous croyons, écrivait-il en 1894, qu'il faut se décider de suite à créer des asiles interdépartementaux pour les enfants idiots et épileptiques et non des quartiers spéciaux dans les asiles. Le nombre de ces petits malades n'est pas moindre de 50,000 pour toute la France. » (*Arch. de neur.*, 1894, t. XXVII, p. 73.)

3° Il sépare les uns des autres les épileptiques et les idiots adultes;

4° Il prescrit la construction immédiate des quartiers, il fixe un délai pour l'ouverture des instituts médico-pédagogiques.

Intégralement reproduit dans les projets et propositions (¹) qui furent présentés au cours des deux législatures suivantes, le texte de M. Bourneville avait reçu, dans l'intervalle, l'approbation du Congrès international d'assistance (²) et la haute sanction du Conseil supérieur de l'Assistance publique (³). Dans ces deux assemblées, l'accord avait été unanime, la formule définitive paraissait donc trouvée.

Cependant, lors de la discussion du rapport de M. Lacour au Congrès des médecins aliénistes tenu à Lyon, M. Albert Carrier (⁴) avait émis certaines réserves, élevé quelques objections : revenant sur la distinction entre les épileptiques simples et aliénés, il réclamait pour les uns le *statu quo*, c'est-à-dire l'internement à l'asile, pour les autres des institutions autonomes sans rapports de voisinage avec les établissements d'aliénés; il proclamait d'ailleurs « naturelle » la fusion des épileptiques avec les idiots.

Deux ans après (⁵), M. Marandon de Montyel dirigeait contre le système préconisé des quartiers-annexes de virulentes critiques, et, invoquant l'exemple de l'étranger, présentait en faveur des colonies autonomes un chaud plaidoyer.

C'est dans le même temps que paraissent les mémoires enthousiastes d'Ewart (⁶) et de Peterson (⁷) et que sont votées en divers Parlements des lois spéciales provoquant l'éclosion en Allemagne et aux Etats-Unis de nombreuses et florissantes colonies.

Un fort courant se dessina bientôt en France dans le même sens. Le Congrès national d'assistance de 1894 ne se prononce plus de façon aussi nette sur la forme à donner à l'établissement : il se borne à en affirmer l'urgente nécessité (⁸). La rédac-

---

(¹) Proposition J. Reinach (23 décembre 1890); Rapports Lafond (1891, nᵒ 1829 et 1894, nᵒ 401).

(²) Paris, 1889. Séance du 29 juillet (*Compte rendu*, t. II, p. 271).

(³) Séance du 10 juin 1891 (*Actes et travaux du Cons. sup. etc.*, fasc. 35).

(⁴) Séance du 4 août 1871 (*Comptes rendus*, p. 215-236).

(⁵) *Ann. médico-psychol.*, janvier 1893.

(⁶) Th. Ewart, Epileptic Colonies (*Mental science*, april 1892).

(⁷) Peterson, *Progress in the care and colonization of epileptics*, août 1892.

(⁸) Séance du 29 juin 1894 (*Comptes rendus*, t. II, p. 410 et sq.).

tion nouvelle du projet de loi présenté par M. Dubief porte la trace de ce revirement d'opinion. L'article 2 (¹) est ainsi conçu :

... Les asiles publics doivent comprendre, *à défaut et dans l'attente d'asiles spéciaux, des* quartiers annexes *ou des divisions* pour les épileptiques, les alcooliques, les idiots et les crétins.

Les alcooliques, les épileptiques, les idiots et les crétins continueront à être admis dans les asiles d'aliénés en attendant l'ouverture d'*asiles* spéciaux.

On a noté en quoi le projet Dubief diffère du texte Bourneville :

1° Il ne donne plus les quartiers-annexes que comme un pis-aller, — « à défaut et dans l'attente d'asiles spéciaux (²); »

2° Il laisse aux départements le choix entre ces quartiers distincts et de simples *divisions* d'asiles, permettant ainsi implicitement l'internement dans l'asile même de tous les épileptiques, quels qu'ils soient;

3° Il ne spécifie pas aussi nettement la séparation entre épileptiques et idiots.

Ajoutons enfin qu'il résulte des considérants dont M. Dubief accompagne son texte que la distinction actuelle sera maintenue entre épileptiques simples et épileptiques aliénés : « Il est bien entendu que les épileptiques ne peuvent être admis que dans des conditions d'hospitalisation spéciales et qu'ils ne peuvent passer de leurs quartiers dans l'asile proprement dit, lorsqu'ils deviennent aliénés, que conformément aux prescriptions que la loi fixe pour toutes les séquestrations (³). »

D'où cette conclusion : les asiles qui se seront annexés un quartier spécial conserveront leurs aliénés épileptiques et réserveront l'annexe aux seuls épileptiques simples.

Quels que soient d'ailleurs leurs mérites respectifs, les projets Bourneville et Dubief paraissent voués à une commune destinée : comme les précédentes, la législature dernière (1898-1902) a pris fin sans que le rapport déposé dès le 28 décembre 1898 ait été discuté. Il est devenu caduc. Le même sort est-il réservé

(¹) C'est l'article 1ᵉʳ des projets antérieurs, devenu article 2 par suite de l'introduction d'un article 1ᵉʳ ainsi conçu : « L'assistance et les soins nécessaires aux aliénés sont obligatoires. »

(²) Le texte de M. Dubief émet ainsi un vœu ; or, il n'est pas d'usage que les lois enregistrent des vœux : elles édictent des prescriptions. Il paraît peu probable d'ailleurs que les départements, après avoir fait les frais de quartiers annexes, consentent plus tard de nouveaux sacrifices pour l'installation d'asiles spéciaux.

(³) Dubief, Rapport, 1898. Ch. des députés, n° 579, p. 21.

à la proposition présentée à nouveau par M. Dubief, le 12 juin 1902? Au point de vue spécial qui nous occupe, on ne pourrait que le regretter, et il est permis de former des vœux pour que la législature actuelle, mieux avisée, dote enfin notre pays de la loi si longtemps attendue qui organisera en France l'assistance des épileptiques.

En l'absence de dispositions législatives spéciales, les épileptiques sont soumis en France au régime général de l'assistance, c'est-à-dire qu'ils ne sont secourus obligatoirement que lorsqu'ils relèvent de l'une des trois catégories suivantes : enfants assistés, aliénés, malades.

Des enfants assistés épileptiques, nous ne saurions dire ni le nombre ni la situation, et nous avons déjà attiré l'attention sur l'intérêt qui s'attache à pareilles notions.

Les aliénés épileptiques sont reçus dans les asiles au même titre que les autres aliénés; on recommande de leur réserver une section spéciale. En 1878, ils étaient au nombre de 3,547.

Les épileptiques sont-ils des malades et doivent-ils bénéficier comme tels de la loi du 15 juillet 1893? La question ne semble pas avoir été envisagée de façon spéciale et peut, en tout cas, théoriquement prêter à la controverse. En fait, la loi sur l'assistance médicale gratuite n'a modifié que bien peu la situation des comitiaux; peut-être sont-ils traités plus fréquemment et plus facilement à domicile, mais, comme par le passé, ils ne sont reçus qu'exceptionnellement dans les hôpitaux, à l'occasion d'accidents graves ou de phénomènes aigus.

3° *Etablissements pour épileptiques.* — A défaut d'obligation légale, quelques départements ont usé, pour distribuer des secours aux épileptiques et même pour organiser leur assistance, de la faculté que leur donne la loi du 10 août 1871 [1]. Citons [2] : l'Allier, le Cher, le Loir-et-Cher, les Bouches-du-Rhône, etc.

La plupart des hospices admettent les épileptiques pêle-mêle avec les vieillards, les infirmes et les incurables. Lunier éva-

[1] Art. 46. Le Conseil général statue définitivement sur les objets ci-après désignés : 20° Création d'institutions départementales d'assistance publique et service de l'assistance publique dans les établissements départementaux; 21°, etc.
[2] Cf. de Crisenoy, *Annales des assemblées départementales* : Questions d'assistance et d'hygiène publiques traitées dans les Conseils généraux (1887-1899).

luait à 1,650 le nombre de ces malades ainsi recueillis. Dans quelques villes cependant, les Commissions hospitalières ont aménagé à leur intention des installations spéciales (Paris, Lyon, Toulouse).

Enfin, la bienfaisance privée n'a pas oublié les épileptiques; elle leur a ouvert en plusieurs endroits des refuges appropriés.

En sorte qu'à l'heure actuelle les épileptiques en France ne sont pas totalement dépourvus d'assistance et qu'il existe même à leur usage quelques établissements spéciaux.

NOMENCLATURE DES ÉTABLISSEMENTS POUR ÉPILEPTIQUES

Allier.	Asile du Haut-Barrieux (quartier annexe).
Bouches-du-Rhône . .	Section spéciale de l'asile Saint-Pierre.
Cantal.	Ladevèze.
Cher	Hospice Saint-Fulgent.
Dordogne	Asiles John Bost.
Drôme	Asile de la Teppe.
Haute-Garonne. . . .	Hospice de la Grave.
Loir-et-Cher.	Hospice Dessaignes (quartier annexe).
Rhône	Hospice du Perron.
Seine.	Quartier spécial de la Salpêtrière. / Section d'enfants à Bicêtre.
Haute-Vienne	Quartier spécial de l'asile de Naugeat.

Quartiers d'asiles. — L'asile du Haut-Barrieux est un quartier-annexe de l'asile départemental Sainte-Catherine, à Yzeure, près Moulins. Sa construction fut décidée par le Conseil général de l'Allier (août 1885) à la suite d'importantes libéralités (legs de 16,000 francs et de 38,000 francs) qui lui avaient été faites avec cette destination. Il a été ouvert en 1887. Exclusivement réservé aux épileptiques simples, non atteints d'idiotie ou d'aliénation mentale, il n'admet, en attendant la création d'un quartier spécial d'enfants, que les garçons au-dessus de quinze ans et les filles au-dessus de douze ans. Il se compose de deux pavillons séparés, un pour chaque sexe, pouvant contenir chacun 45 malades.

L'asile Saint-Pierre, à Marseille, possède un quartier spécial pour 30 épileptiques simples du sexe masculin; l'asile de Naugeat, près Limoges, reçoit dans une section distincte 14 épileptiques de chaque sexe.

L'hospice Dessaignes (¹), quartier-annexe de l'asile de Blois,

(¹) Nous entrerons dans quelques détails sur l'hospice Dessaignes dont nous avons fait une étude spéciale et qui peut être considéré comme type de quartier-annexe.

a été ouvert le 27 juillet 1892. Comme tous les établissements de même ordre, il ne peut recevoir que des épileptiques « simples ». Les placements y sont exclusivement volontaires, les admissions spontanées, c'est-à-dire sollicitées par les intéressés eux-mêmes. Nul, d'ailleurs, ne saurait y être retenu contre son gré. Les délirants en étant de ce fait exclus, l'établissement ne possède évidemment ni quartier d'agités, ni cellules, ni chambres d'isolement(¹). Cependant, il serait inexact de dire que l'hospice Dessaignes n'admet et ne conserve que des épileptiques sains d'esprit : il accepte tous les convulsifs quel que soit leur niveau intellectuel, même idiots, même déments, à la seule condition qu'ils se montrent calmes et inoffensifs. Il s'efforce même d'éviter l'évacuation sur l'asile des malades en état de délire transitoire, lorsqu'il est permis de penser, d'après les accès antérieurs, que leur maintien à l'hospice ne deviendra pas une cause de désordre ou de dangers.

L'effectif normal de la population est de 32 malades, 16 de chaque sexe.

Aucune limite, minima ou maxima, n'ayant été fixée pour l'admission, tous les âges y sont représentés. Il n'est entré jusqu'à ce jour que 3 enfants au-dessous de treize ans, nombre évidemment insuffisant pour justifier l'existence d'une section spéciale.

Le service médical est assuré par les médecins de l'asile : un médecin directeur (²), un médecin adjoint, un interne.

Le personnel de surveillance se compose d'un sous-surveillant et d'un infirmier, pour les hommes; d'une sous-surveillante et d'une infirmière pour les femmes.

Les résultats obtenus avec cette organisation et ces moyens sont des plus encourageants :

Pour 20,016 accès de toute nature observés en dix ans, deux accidents : une asphyxie par bol alimentaire, une luxation de l'épaule par action musculaire (inévitable).

Les ressources de travail et de distractions sont celles de l'asile : une ferme, un domaine agricole et horticole de près de

(¹) Ajoutons : ni moyens quelconques de contention (camisole, maillot, entraves, etc.).

(²) On peut dire que l'hospice Dessaignes est l'œuvre presque exclusive de M. Doutrebente, médecin-directeur de l'asile de Blois; après avoir contribué de tous ses moyens à sa création, M. Doutrebente a su concilier à l'institution naissante les plus généreuses sympathies et il met, depuis lors, au service de son organisation et de son développement son expérience consommée d'administrateur et de médecin d'asile.

40 hectares, des ateliers où toutes les professions usuelles sont représentées : menuisier, serrurier, ferblantier, tailleur, peintre, cordonnier, etc., une bibliothèque, un théâtre, etc.

La bromuration continue, d'après la méthode classique (¹), est instituée systématiquement, sauf contre-indication, chez tous les hospitalisés. Les 40 malades bromurés que nous avons pu suivre peuvent être répartis de la façon suivante, d'après l'effet du traitement :

Aucune amélioration 11
Légère. 9
Notable 11
Cas douteux 9

Les dépenses de premier établissement, couvertes par les bonis de l'asile et par un don de 10,000 francs fait par M. Dessaignes (²), se sont élevées au chiffre total de 114,672 fr. 30. Le prix de revient du lit est donc de 3,583 fr. (³).

Quartiers d'hospices. — Parmi les hospices qui réservent des divisions spéciales aux seuls épileptiques, nous ne trouvons à citer comme ayant quelque importance que : les hospices de Bicêtre et de la Salpêtrière, à Paris; du Perron, à Lyon; Saint-Fulgent, à Bourges, et la Grave, à Toulouse.

Par une dérogation, que nous croyons unique, à la loi et aux règlements en vigueur, le quartier de l'hospice de Bicêtre affecté aux aliénés reçoit, dans les mêmes locaux, des épileptiques « simples ». Des quatre sections qui le composent, l'une, — la 3ᵉ, — comprend exclusivement des épileptiques. Au 1ᵉʳ mai 1900 (⁴), la population de cette section se répartissait ainsi :

Épileptiques dits non aliénés 72 (nombre réglementaire : 70).
— aliénés 122

La 4ᵉ section (enfants) du même quartier d'hospice constitue le service universellement connu de M. Bourneville. A la

(¹) Doutrebente, *Traitement médical de l'épilepsie* (Congrès de médecine interne de Lille).

(²) M. Dessaignes a légué en outre par testament au département de Loir-et-Cher une somme de 1,118,025 francs, destinée à l'agrandissement de l'hospice auquel on a donné son nom.

(³) Il faut remarquer que les terrains acquis sont d'ores et déjà suffisants pour permettre, si besoin, la construction de nouveaux bâtiments.

(⁴) Commission de surveillance des asiles d'aliénés de la Seine (Visite du 8 mai 1900).

même date, elle comptait 449 malades (idiots, paralytiques, aliénés, etc.), dont 41 épileptiques dits non aliénés et 166 épileptiques aliénés [1].

A l'hospice de Bicêtre est en outre annexée la « fondation Vallée », ouverte le 1er mars 1890 pour 100 jeunes filles et progressivement agrandie depuis lors : sur un effectif total de 206 malades, elle donnait asile, en 1900, à 50 épileptiques [2].

Jusqu'au 29 janvier 1870, à la Salpêtrière comme à Bicêtre, épileptiques simples et épileptiques aliénées étaient réunies dans une même section (Sainte-Laure). A cette date, le directeur de l'Assistance publique de l'époque (M. Husson), prenant texte de l'insuffisance et du mauvais état des bâtiments, décida la séparation des deux ordres de malades, fit opérer le transfert des épileptiques dites non aliénées dans un autre corps de logis et confia ce nouveau service à l'un des médecins ordinaires, — non aliéniste, — de l'établissement [3]. A l'heure actuelle [4], la Salpêtrière dispose : pour les épileptiques simples adultes, de 163 lits, formant la 3e section de la 2e division; pour les enfants, de 25 lits rattachés à la 5e division (2e section). Le titulaire de ces deux services est M. le Pr Raymond [5].

[1] Sur la « section d'enfants » de Bicêtre, cf. les nombreuses publications de M. Bourneville : Rapports au Conseil municipal, 1878, n° 25; 1880, n° 59; 1883, n° 65; — Rapports au Conseil général sur le budget des aliénés de 1878 à 1882; — *Comptes rendus annuels du service des enfants de 1880 à 1901;* — *Histoire de la section des enfants,* 1892, etc.

[2] Cf. Bourneville, *Histoire de la fondation Vallée* (1890-1893).

[3] Cf. Crouzet, Les épileptiques à la Salpêtrière. Division des aliénées. De l'application de la loi sur les aliénés. *Thèse,* Paris, 25 août 1871. — Delasiauve a vivement protesté contre la dépossession dont il était ainsi victime; il en a longuement exposé les vrais motifs devant la Société médico-psychologique. Séance du 25 novembre 1878.

[4] Cf. *L'Assistance publique en 1900.* Publication de l'Administration générale de l'Assistance publique à Paris. Montévrain. Imprimerie de l'École d'Alembert.

[5] Les 350 lits de Bicêtre et de la Salpêtrière, avec quelques lits d'enfants, — 15 à 20 environ, — à la colonie d'idiots de Vaucluse, représentent l'unique ressource dont dispose le département de la Seine pour l'hospitalisation de ses épileptiques simples. Il est à peine besoin de faire remarquer combien ces moyens doivent être insuffisants. Aussi, le Conseil général et l'Administration se préoccupent-ils de remédier à ce fâcheux état de choses. Déjà, sous l'Empire, le préfet Haussmann avait projeté de faire construire, dans le domaine de Ville-Évrard, un établissement de 600 lits, véritable colonie d'épileptiques avec petites habitations rurales, ateliers, chantiers de toute sorte, etc.: les événements empêchèrent qu'il fût donné suite à ce projet. Depuis lors, diverses mesures furent proposées pour faire face aux besoins les plus urgents : développement de l'assistance à domicile à l'aide de classes spéciales (Bourneville), aménagement de quartiers spéciaux à Ville-Évrard (Marandon de Monthyel), etc., — solutions évidemment partielles ou provisoires. La commission mixte (conseillers généraux, directeurs et médecins d'asiles, fonctionnaires des deux préfectures, etc.) instituée par arrêté préfectoral du 4 avril 1898 à l'effet d'étudier les

L'hospice du Perron est situé à Oullins, à 6 kilomètres de Lyon. Le quartier qu'il réserve aux épileptiques simples comprend deux sections, de 80 lits chacune, pour les adultes hommes et femmes; et deux sections, de 25 lits chacune, pour les enfants, garçons et filles, soit en tout 210 lits. L'établissement dispose d'un domaine agricole, d'ouvroirs et de divers ateliers. D'après la statistique produite par M. Lacour, au Congrès des aliénistes de Lyon (1891) — à un moment où ce service n'avait pas encore pris l'extension qui lui a été donnée depuis lors, — le mouvement de la population se résumait comme suit [1] :

	HOMMES	FEMMES	TOTAUX
Existant au 1er janvier 1883	34	36	70
Admis de 1883 à 1891.	83	78	161
	117	114	231
Sortis { par décès.	22	23	45
guéris	7	5	12
améliorés	19	14	33
transférés à Bron (asile d'aliénés). .	1	5	6
pour autres cas	12	4	16
	61	51	112
Restent au 31 décembre 1890. . .	56	63	119

D'après ce tableau, les résultats du traitement (bromures, hydrothérapie) seraient : 7,7 % de guéris, 15,1 % d'améliorations.

différentes questions relatives au service des aliénés de la Seine a compris dans ses travaux l'assistance des épileptiques. Sur rapport de M. Vigouroux, sa 2e sous-commission a adopté les vœux suivants : « Admission des épileptiques simples dans les hôpitaux d'aliénés en attendant l'ouverture d'hôpitaux spéciaux qui devront s'ouvrir dans un délai de 10 ans. — Les épileptiques actuellement internés seraient transitoirement réunis dans un service spécial existant, spécialisé à cet effet. — Les hôpitaux d'épileptiques nouveaux seront construits à la campagne, autour de Paris, avec exploitation agricole ou maraîchère annexée. Ils seront en pavillons disséminés de 20 lits chaque, adaptés au classement par alités, gâteux, excités ou tranquilles valides, etc. — Il y a lieu de favoriser l'internement volontaire des épileptiques dans la plus large mesure. — Le règlement des hôpitaux pour eux devra être aussi libéral que peut le comporter le maintien de l'ordre et de la discipline. » Il dépend du Conseil général de la Seine que le programme ainsi tracé reçoive bientôt son exécution. — Sur l'assistance des épileptiques dans la Seine, cf. : Marandon de Monthyel, De l'hospitalisation des épileptiques dans la Seine (*Tribune médicale*, n⁰s des 6 et 13 octobre 1892), et la récente publication officielle de la préfecture de la Seine : *Historique de l'assistance des aliénés et développement du service dans le département de la Seine, 1838-1900*. Paris, 1901.

(1) Lacour, Rapport au deuxième congrès des médecins aliénistes. Lyon, 1891.

Dans le même temps, la consultation externe et gratuite qui fonctionne auprès de l'hospice a secouru : 141 hommes et 139 femmes, soit 280 malades.

Le service médical est assuré par un médecin des hôpitaux de Lyon (¹).

L'hospice de la Grave, à Toulouse, reçoit actuellement 80 épileptiques dans le quartier spécial jadis occupé par les aliénés. L'installation est des plus défectueuses. Les malades vivent dans l'oisiveté.

L'hospice, dit de Saint-Fulgent, situé à Bourges, est l'ancien asile départemental d'aliénés; depuis la construction de l'asile de Beauregard, il reçoit les incurables et les épileptiques simples du département et peut mettre un certain nombre de places à la disposition des départements voisins (Loir-et-Cher jusqu'en 1892, Seine-et-Oise). Il est placé sous la direction médico-administrative du médecin directeur de l'asile d'aliénés.

Etablissements autonomes. — L'établissement de La Devèze (arrondissement de Saint-Flour, Cantal) a été construit par M. l'abbé Robert dans l'un des plus beaux sites des bords de la Truyère (500 mètres d'altitude). Il reçoit 300 malades, épileptiques et idiots, presque tous gratuitement. Il vit de quêtes et de souscriptions. Pas de médecin résident.

Deux des « asiles John Bost », à Laforce, près de Bergerac (Dordogne), sont exclusivement réservés aux épileptiques : Eben-Hezer, pour les filles, créé en 1862; Bethel, construit l'année suivante pour les garçons.

(¹) On pourra lire dans le travail déjà cité de M. Lacour : De l'état actuel de l'assistance des épileptiques, etc. (*Lyon médical*, 1878), l'intéressant historique de l'assistance des épileptiques dans le département du Rhône. Ici encore, c'est dans un legs qu'on trouve l'origine de l'organisation charitable. En vertu d'une donation faite en 1859 par une dame Courajod, les hospices de Lyon attribuèrent aux épileptiques simples, à dater du 16 avril 1862, 5 lits d'hommes et 5 lits de femmes ; la commission administrative y ajouta 5 lits de femmes et mit successivement à la disposition du département et des familles 41 lits payants. Après avoir été placés à l'Antiquaille, puis à la Charité, — les hommes du moins, — de 1867 à 1877, les épileptiques simples ont été ramenés à l'Antiquaille lors du transfèrement des aliénés à l'asile de Bron. A cette époque, le total « avoué » des épileptiques de toute condition dans le département du Rhône s'élevait à 450 environ, dont les 2/3 pouvaient être considérés comme indigents. Sur ce nombre, 73 étaient hospitalisés : 56 à l'Antiquaille, 17 au dépôt de mendicité, « où ils ne coûtaient que 0 fr. 78 par jour. Il y a lieu de s'étonner, remarquait alors M. Lacour, qu'il n'y en ait pas davantage. » L'aménagement d'un quartier spécial à l'hospice du Perron fut décidé ; ce quartier ne reçut d'abord que 25 femmes, quelques autres et les hommes restant à l'Antiquaille ; il s'annexe progressivement de nouveaux locaux jusqu'à pouvoir suffire actuellement aux besoins du département.

On traite à Laforce environ 150 épileptiques des deux sexes par les polybromures et l'hydrothérapie. On les occupe aux travaux horticoles et agricoles et dans des ateliers où se confectionnent des sacs en papier.

« On ne reçoit à Laforce aucun épileptique aliéné, ce qui ne veut pas dire qu'il n'y ait pas chez les malades reçus des troubles intellectuels et des périodes d'excitation plus ou moins fréquentes et durant plus ou moins de jours après une succession d'accès d'épilepsie. On se contente alors de les isoler dans des cellules spécialement appropriées pour les exaltés, pendant tout le temps que dure l'excitation. Ce temps passé, ils reprennent la vie commune. Ce n'est que lorsque l'excitation tend à devenir chronique et que les malades sont un danger permanent pour leurs camarades qu'on demande leur internement dans un asile d'aliénés [1]. »

L'asile de La Teppe, à Tain (Drôme), a été ouvert le 1er août 1857. L'histoire de sa fondation vaut d'être contée. Depuis trois siècles environ, la famille Larnage, de Tain, employait contre l'épilepsie un remède souverain dont elle conservait jalousement le secret. Deux fois par an, en mai et en septembre, le premier jour de la lune, elle le distribuait gratuitement et indistinctement à tout venant, et cette distribution, à ces deux époques sacramentelles, attirait à Tain une foule énorme d'épileptiques. Quelques-uns s'y fixèrent. En 1856, le Conseil général de la Drôme exprima le vœu qu'un asile spécial fût créé à leur usage. M. le comte de Larnage, alors maire de Tain, fit l'acquisition du domaine de la Teppe, situé au pied du coteau de l'Ermitage, et, quêtes et souscriptions aidant, en appropria les bâtiments à leur nouvelle destination. Vers la fin de 1858, M. de Larnage céda l'établissement à la communauté des Filles de la Charité de Saint-Vincent-de-Paul, qui acceptèrent la condition de le consacrer exclusivement au traitement des épileptiques. En même temps, il divulguait son secret : le médicament merveilleux se composait de suc frais de *gallium album* ou caille-lait, plante de la famille des Rubiacées, qui croît en abondance sur le même coteau que le vignoble fameux de l'Ermitage.

[1] Rolland, Communication au Congrès national d'assistance, IVe section, 1894 (*Compte rendu*, p. 421). — On doit à M. Rolland un mémoire, couronné par la Société de médecine de Bordeaux, sur l' « Epilepsie jacksonnienne ». Librairie du *Progrès médical*, 1888.

L'asile de la Teppe, établi sur un domaine de 15 hectares, est situé au Sud et à 2 kilomètres de la ville de Tain, à 500 mètres environ de la rive gauche du Rhône. Il peut contenir 250 malades des deux sexes. Mais « les indigents ne constituent qu'une infime minorité dans cette magnifique maison de santé, qui ne ressemble ni à un hôpital, ni à une forteresse, ni à une prison, ni à un asile d'aliénés; où l'on n'aperçoit pas de murs, où tout est vert et où l'horizon est sans limites. L'élément bourgeois ou riche peuple cette paisible demeure » (¹). Comme charge de fondation, dix places seulement, dont cinq sont mises à la disposition du ministre de l'intérieur, sont attribuées, à titre gratuit, à des malades indigents; 40 pensionnaires sont entretenus au compte de divers départements (Seine, Bouches-du-Rhône, Loire, Drôme, Côte-d'Or).

Des appréciations contradictoires ont été émises sur l'asile de la Teppe. Lasègue, Legrand du Saulle, M. Lacour « qui l'a visité à trois reprises », en ont écrit ou parlé avec éloges; les inspecteurs généraux ont cru devoir lui faire une place dans leur rapport, sans laisser paraître leur opinion; Aug. Voisin se montrait sceptique; Lunier exprimait des réserves, et voici ce qu'en pense M. Giraud, d'après le compte rendu qu'il donne de l'excursion faite à la Teppe par le deuxième Congrès des médecins aliénistes français : « Nous ne saurions, après une visite un peu superficielle, porter un jugement définitif; mais l'impression qui nous est restée est qu'on ne saurait le prendre comme modèle pour l'assistance des épileptiques. Le médecin nous a semblé n'avoir qu'un rôle très secondaire, et les malades difficiles n'y sont pas conservés. On ne nous a pas fourni de documents précis sur les résultats du traitement; l'un de nous a demandé des renseignements sur la thérapeutique employée; la réponse a été que la formule du remède est le secret de la maison. L'établissement peut rendre des services, puisqu'on y assiste des malades qui ne seraient pas reçus ailleurs, mais c'est une assistance très imparfaite... Le côté défectueux est que les sœurs nous ont paru y être maîtresses, et soigner les malades à leur guise; nous ignorons quel contrôle est exercé sur elles (²). »

(¹) Legrand du Saulle (Société médico-psychologique, octobre 1878).
(²) Giraud, *Annales médico-psychologiques,* septembre 1891, p. 194-195. — Cf. sur la Teppe : Rapport sur le service des aliénés en 1874 par les inspecteurs généraux Constans, Dumesnil et Lunier, p. 301; Lasègue, L'asile de Tain, in *Archives gén.*

Et M. Giraud quittait la Teppe, se disant qu'il restait beaucoup à faire pour l'assistance des épileptiques en France; nous croyons que de la lecture de ces quelques pages se dégagera la même impression. Mais nous ne pouvons plus écrire avec Lunier que « nous n'avons sous ce rapport rien à envier aux autres pays ». L'Allemagne, les Etats-Unis, l'Angleterre même nous donnent aujourd'hui l'exemple; nous déciderons-nous à l'imiter?

CONSIDÉRATIONS SPÉCIALES AUX ENFANTS

De l'exposé que nous venons de faire il nous sera maintenant possible et facile d'extraire les quelques propositions plus particulièrement relatives aux enfants. Pour éviter des redites, nous les résumerons brièvement.

1º NÉCESSITÉ DE L'ASSISTANCE.

Il y a deux raisons primordiales pour assister dès l'enfance les épileptiques : d'abord, le souci de leur instruction et de leur éducation professionnelle, — et nous avons assez longuement insisté sur ces points pour qu'il soit utile d'y revenir, — ensuite l'efficacité, aujourd'hui bien démontrée, du traitement précoce de l'épilepsie. Tous les auteurs ont relevé ce fait que la névrose est d'autant plus curable qu'elle est traitée plus tôt après ses premières manifestations. Or, la clinique démontre que c'est le plus souvent dans le jeune âge que débute la maladie. Sur 307 épileptiques examinés, Musset a trouvé que « 59 fois la maladie était de naissance, 60 fois elle s'était développée de la naissance à dix ans, et 107 fois de dix à vingt ans » [1].

Si l'on veut donc assurer aux épileptiques des chances sérieuses d'amélioration ou même de guérison, il est de toute nécessité d'organiser pour eux l'assistance dès leur jeune âge.

de médecine, décembre 1877, p. 744 et sq.; Legrand du Saulle, Société médico-psychologique, octobre 1878; Lacour, De l'état actuel de l'assistance des épileptiques, Lyon médical, 1878, et Rapport sur le même sujet au Congrès des aliénistes de Lyon, 1891, etc.

[1] Cité par Marcé, Traité pratique des maladies mentales, p. 523.

2° LES DIFFÉRENTS SYSTÈMES D'ASSISTANCE.

Les avantages indéniables que présente l'assistance familiale pour les orphelins et les enfants abandonnés se retrouvent évidemment quand il s'agit des jeunes épileptiques. Nous avons dû cependant faire remarquer combien le *secours à domicile* se révélait insuffisant en l'espèce, tout en indiquant d'ailleurs comment il serait possible de l'étendre à un nombre plus considérable d'individus (classes spéciales, consultations externes). Quant au *placement familial*, nous avons fait ressortir ses inconvénients généraux et nous avons sollicité des renseignements sur son application particulière aux enfants assistés épileptiques.

Des différents modes d'assistance collective, nous avons retenu, pour l'enfant, l'*hôpital* et l'*hospice*, l'asile ne devant ouvrir que bien rarement ses portes au jeune épileptique délirant. Le rôle de l'hôpital nous a paru important s'il adoptait, par exemple, le *modus faciendi* suivant : admission du malade dès les premières crises, durée du séjour assez prolongé pour qu'un diagnostic précis fût établi, une thérapeutique rationnelle instituée; puis, suivant les cas, évacuation sur l'hospice, l'asile, l'établissement spécial ou traitement externe par des consultations périodiques avec délivrance de médicaments. Ajoutons que cette pratique est déjà répandue dans quelques centres hospitaliers et qu'il suffirait simplement de l'étendre et de la régulariser.

A l'*hospice* reviennent de droit la plupart des jeunes idiots-épileptiques, après qu'une période suffisante d'observation hospitalière aura démontré leur inaptitude à tout développement.

C'est seulement dans des *établissements spéciaux* que trouveraient leur place les nombreux malades qui restent en dehors des catégories précitées.

A ce propos, constatons d'abord que nul, à notre connaissance, n'a préconisé la création d'institutions spéciales pour les seuls enfants épileptiques; il y aurait là, évidemment, différenciation à outrance et morcellement excessif. Les propositions qui ont été faites se ramènent aux suivantes : ou bien réunir les épileptiques aux idiots et créer pour ces deux catégories d'anormaux des asiles spéciaux, départementaux ou interdépartementaux (projet de la Commission du Sénat, 1886;

Rey, 1892; Bourneville, 1894), ou bien leur réserver des sections distinctes dans des établissements spéciaux d'adultes — colonies autonomes ou quartiers-annexes — à créer (projet Bourneville, 1889). Il va sans dire que, dans l'un et l'autre cas, le traitement médico-pédagogique sera parfaitement organisé.

3° État actuel de l'assistance en France.

Le bilan de l'état actuel de l'assistance des enfants épileptiques en France n'est que trop facile à dresser :

1° Aucune donnée statistique spéciale;

2° Refus de création par l'Etat d'établissements spéciaux (Sénat, 1887), projets d'établissement interdépartementaux ou de section de quartiers-annexes (propositions diverses à la Chambre des députés);

3° En fonctionnement : une section de quartier d'hospice de Bicêtre (service Bourneville); une section de la Salpêtrière; deux sections (filles et garçons) de l'hospice du Perron, à Lyon; les pavillons de Béthel (garçons) et d'Eben-Hezer (filles), à Laforce (Dordogne).

CONCLUSIONS

I. L'épileptique, dès son jeune âge, doit être assisté; l'intérêt de la société le commande, l'intérêt du malade l'exige.

Les indications de l'assistance seront recherchées moins dans la forme clinique que dans les conséquences sociales de la maladie.

II. Pour être efficace, cette assistance devra réunir certaines conditions particulières de surveillance, de milieu, de traitement.

L'assistance familiale, directe ou indirecte, ne peut atteindre que des catégories très limitées d'épileptiques.

Parmi les organes actuels de l'assistance collective, aucun ne répond complètement aux besoins des comitiaux. Même combinés, ils restent insuffisants. La nécessité s'impose d'établissements spéciaux.

On peut comprendre différemment le rôle de ces établissements spéciaux, suivant qu'on les destine à compléter ou à remplacer les rouages déjà existants.

Ils peuvent, d'ailleurs, dans l'un ou l'autre cas, affecter la forme soit de colonies autonomes, soit de quartiers-annexes d'asiles d'aliénés.

La solution la plus conforme aux données scientifiques paraît être l'institution de colonies réunissant tous les épileptiques indistinctement; la solution la plus économique, la construction de quartiers-annexes recueillant les seuls épileptiques que ne peuvent atteindre les modes actuels d'assistance.

III. Pour préparer l'assistance des épileptiques, il est de toute nécessité de dresser, de ces malades, une statistique précise, complète, détaillée.

IV. Il est permis d'émettre le vœu que le Parlement adopte, dans le plus bref délai possible, le projet de loi dont il est saisi et qui tend à organiser en France l'assistance des épileptiques.

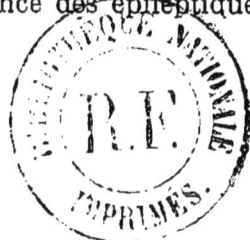

Bordeaux. — Impr. G. Gounouilhou, rue Guiraude, 11.

www.ingramcontent.com/pod-product-compliance
Lightning Source LLC
Chambersburg PA
CBHW050520210326
41520CB00012B/2370